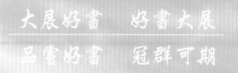

大展好書　好書大展
品嘗好書　冠群可期

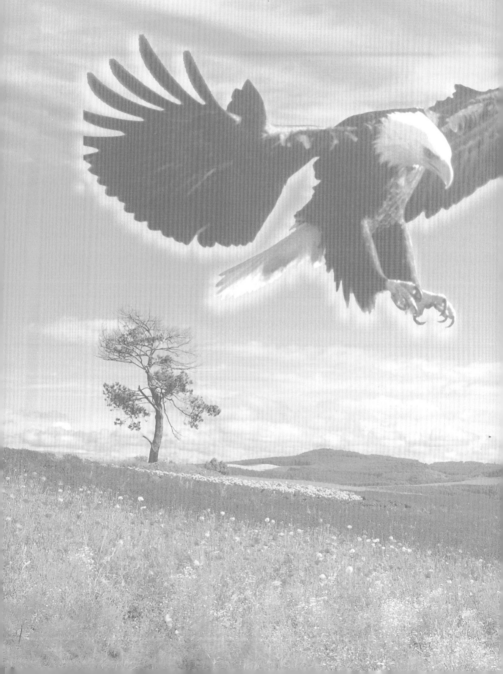

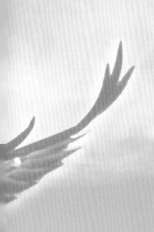

大展好書　好書大展

品嘗好書　冠群可期

名醫與您 ③

知名專家細說

心臟病

于全俊 編著

品冠文化出版社

國家圖書館出版品預行編目資料

知名專家細說 心臟病／于全俊編著
——初版，——臺北市，品冠文化，2011〔民100.07〕
面；21公分，——（名醫與您；3）
ISBN 978-957-468-818-0（平裝）

1.心臟病

415.31　　　　　　　　　　　100008465

知名專家細說 心臟病

編　　著／于　全　俊
責任編輯／吳　萍　芝
發 行 人／蔡　孟　甫
出 版 者／品冠文化出版社
社　　址／台北市北投區（石牌）致遠一路2段12巷1號
電　　話／(02) 28233123‧28236031‧28236033
傳　　真／(02) 28272069
郵政劃撥／19346241
網　　址／www.dah-jaan.com.tw
E-mail／service@dah-jaan.com.tw
登 記 證／北市建一字第227242號
承 印 者／傳興印刷有限公司
裝　　訂／建鑫裝訂有限公司
排 版 者／千兵企業有限公司
授 權 者／安徽科學技術出版社
初版1刷／2011年（民100年）7月

售　價／220元

　　心臟病被稱為人類的隱形殺手，其發病率一直居高不下，成為年年上榜的十大死因之一。在美國，每5個人中就有2個人最終死於心臟病，每天因心臟病死亡的人數接近2,500人，每33秒鐘就有1個人死於心臟病。1993年，美國心臟病死亡人數為954,138人，占總死亡人數的42.1%。到2,020年，人類疾病死因的排列順序將有重大變化，但是冠心病和腦中風仍遙遙領先，預計分別居於第一位和第二位。到那時，全球死於冠心病的人數也會以驚人的速度成倍地增長，將由1990年的630萬增至1,100萬。1,100萬？多麼龐大的數字！可想而知，心臟病不僅是危害人類健康的主要疾病，更是目前和未來20年內人類致死、致殘的「頭號殺手」。

　　呈現在我們面前的是這麼可怕的數字，竟然有這麼多的生命最終都被可怕的心臟病給奪走了。人的生命在心臟病面前顯得多麼脆弱，尤其是當我們聽到熟人因心肌梗塞突然去世，或者親眼見到有人突發嚴重的心臟病，這些都會讓我們感到恐懼，讓我們感到生命正在受到威脅，所以，我們沒有理由不預防心臟病，來保衛我們的健康。

　　那麼，什麼是心臟病呢？

　　心臟病被很多人誤認為是一種病，其實，心臟病只是個籠統的概念，它是心臟疾病的總稱，包括瓣膜性心臟病、先天性心臟病、高血壓性心臟病、心肌病、冠心病（心肌梗塞、心絞痛）、心律失常、肺源性心臟病等各種心臟病。

　　心臟病的種類及嚴重程度差異非常大。有的可致人突

心臟病

發性的死亡,有的則是緩慢進展,折磨著人體的健康;有的是短暫性的,有的則是長年累月、長期性的。誘發心臟病發作的原因也不盡相同,有的是先天性遺傳或者病因不明等目前尚不可控制的因素所致;有的則主要與一些飲食習慣與生活方式有關。

俗話說:「無病早防,防患於未然;有病早治,亡羊補牢未為晚。」心臟病的預防與治療關鍵是「早」。雖然誘發心臟病的遺傳等危險因素難以改變,但是如果能有效控制其他因素,那就能有效地預防心臟病。加拿大研究人員發表報告說,全球大約35%的心臟病的發作與食用油炸食品、鹽漬零食和肉類有關。可見,良好的日常飲食習慣和生活方式對心臟病患者而言是多麼的重要。

據說,美國第34任總統艾森豪曾患有嚴重的心力衰竭,在醫生的建議下,艾森豪改掉了吸菸及不良的生活習慣,並堅持減肥和進行體育鍛鍊,沒過多久,奇跡發生了,艾森豪竟變得越來越健康了。

在我們周圍有很多心臟病患者在健康快樂地生活和工作著,也有無數的患者正以頑強的毅力和勇氣與心臟病做著殊死搏鬥。患了心臟病,就必須勇敢地面對現實,配合醫生,採取相應的措施來進行治療。相信在不久的將來,你的身體會慢慢地恢復健康。

我們編寫本書的目的就是把一些有關心臟病治療的小常識和小方法彙集在一起,真誠地奉獻給所有熱愛生活、熱愛生命的人。

目　錄

第 3 章　心臟病的治療與急救措施…………83

目　錄

心臟病：
健康的頭號「殺手」

心臟是生命之「源」，沒有了源頭，生命就會戛然而止。現在，心臟病這一無形「殺手」正在悄悄地吞噬著我們的健康，可是我們對於心臟病的瞭解，卻僅如冰山一角。因此，為了身體健康，應從認識心臟病開始！

心臟病

當心，你是否已患了心臟病？

　　也許心臟病已悄然降臨到你的身上，你卻渾然不覺。下面的這則測試題有助於你認清自己的身體是否健康。最近3個月，你的身體是否有如下症狀？如果有其中的任何一項，注意了，你可能已患上心臟病，請及時到醫院做檢查。

　　(1) 在上樓或者下樓時，經常會感覺到呼吸困難、氣喘吁吁。

　　(2) 小便的間隔時間短，出現尿頻現象。

　　(3) 下肢經常水腫。

　　(4) 活動之後會感到喘促、疲勞、乏力，胸中憋悶得難受。

　　(5) 有脈搏中斷現象。

　　(6) 血壓升高，偶有頭痛。

　　(7) 口唇、指甲呈青紫色。

　　(8) 無緣無故地流鼻血。

▄▆▶ 心臟的結構和功能 ◀▆▄

　　被稱為生命之泵的心臟，一旦出現故障，就會危及生命。

　　一般來說，心臟同自己的拳頭差不多大，外形看起來像個桃子，位於胸廓、胸口的略左側。將手放置在左胸部

上方，可感覺心臟的跳動，這個部位對應心尖區。

心臟並非直立狀態，而是略為傾斜。心臟的上方對著右側肩部，下端則略向左傾斜。左下端這個部位便稱作「心尖」。心尖如其名稱敘述般的，形狀尖。心尖的內側即是左心室，血液由此向大動脈源源不斷輸送，分佈至人體全身各處。

由心臟輸送出來的血液將在體內的各個部分進行新陳代謝，將氧氣和二氧化碳交換，形成靜脈血，再流向心臟，回到右心房。

血液回到右心房後馬上流向右心室，由心臟再向肺部流去。被輸送進肺部的靜脈血放出二氧化碳，帶著氧氣再度形成動脈血。動脈血再流回左心房，進入左心室。

如上述般的，心臟片刻不停地將血液循環性地送到全身各部位。一天平均將1萬升的血液輸送至全身各部位。假定人類的平均壽命為75歲，那麼，心臟可說是擁有75年壽命的超高性能泵。

然而，一旦這個超高性能泵停止運轉，4分鐘便能決定生死。如果4分鐘之內功能沒有馬上恢復的話，人便有死亡的可能性，並可能直接導致腦死亡。一旦腦死亡，腦部將沒有再生的機會。

專 家 提 示

心臟是循環系統中的動力，也是生命的守護神，但我們通常會被各種各樣的心臟病纏身，可見心臟極其脆弱，所以我們要用心呵護心臟。

心臟病

奪取生命的冠狀動脈性疾病

心臟的大小如同本人的拳頭。有人曾說拳頭有多大，心就有多大，經科學證實這句話是有一定道理的。成人心臟的重量為200～300克，形如桃狀，茶色，帶有光澤。

心室和心房充滿著大量的血液，有人認為心臟的養分應該是來自心室和心房，這是錯誤的看法。事實上，心臟的養分來自冠狀動脈。冠狀動脈是一條專門供給心臟養分的動脈。冠狀動脈依附在心臟的表面，因形狀如光圈環繞著心臟，故名冠狀動脈。

自大動脈根源起左右各延伸出一條粗大的冠狀動脈，將心臟如光圈般地環繞，並且像張網一樣朝心肌層的中心擴張。心臟便是從冠狀動脈中取得氧氣及營養素，以維持生命現象的。因此，一旦冠狀動脈的血液流動受到某些影響而有所阻礙時，心臟也即將面臨重大的危機。

心臟病發作前的症狀

心臟病若能及早發現，早期的治療還是有效的。若能準確察覺這些危險信號並採取相應的措施，即使病情很嚴重，大多也可以恢復健康。若沒能察覺危險信號，治療晚一步，也許就不能恢復健康，這是心臟病的特點之一。因此，注意那些危險信號的提示，早日發現、治療心臟病非常重要。

心臟病的四大症狀分別是心悸、呼吸困難、胸口疼痛及水腫。雖然這些症狀在其他疾病中也頻頻可見，但是在心臟病裏這四大症狀在其出現的方式上卻有許多特徵。

(1) 心悸持續不斷。

(2) 在安靜狀態中心悸突然產生，又很快停止。

(3) 隨心悸而來的目眩、胸部壓迫感、胸痛、出冷汗、臉色蒼白等伴隨症狀。

(4) 爬坡時感到呼吸困難，走在平地也時時有呼吸急促的現象。

(5) 脈搏跳動快、呼吸困難。另外，平臥時無法入眠。

(6) 下半身呈水腫現象，臉部也時常有水腫情況發生。

除此之外，心臟病中較常見的自覺症狀還有痰中帶血、四肢無力、容易乾咳、頭痛、青色症（嘴唇、舌部、指甲等容易變青紫色的現象）等。

心臟病一旦發作，常會有無法向醫師說明自覺症狀及無法做進一步檢查的可能性。因此，希望讀者們能在日常生活中重視心臟病的預防。

 專 家 提 示

注意不要因為沒有症狀而粗心大意，因為有很多人並未感到自己有病，卻在散步或運動時發生猝死。所以，即使沒有心臟病發作前的症狀，也要定期到醫院做檢查，以防不測。

心臟病

注意危及生命的胸痛

許多疾病都可引起胸痛，有時可能是不太嚴重的神經痛，但也可能是直接危及生命的疾病。有人患神經痛，可能會說「痛得受不了」，其實，這並不是很嚴重的病，不會因處理不及時而導致死亡。

如胸痛劇烈並伴有不安感，則可能為急性心肌梗塞、大動脈黏膜剝脫、大動脈瘤、肺栓塞等疾病，可威脅生命。這種胸痛多在某個誘因下突然發病。運氣好的話，只出現較輕的症狀；若置之不理，病情則可進一步加重，甚至危及生命。

胸部劇烈疼痛時常伴有血壓下降、脈搏變慢的情況。嚴重時，情緒會變差，面色蒼白，重者可有發紺，血液循環障礙可導致手腳變成紫色，還可伴有氣短、無力、心悸、眩暈等症狀。

一些嚴重的疾病都會從胸痛開始，但原因卻是多種多樣，胸痛的部位和伴發的症狀也有微妙的差別。

典型的急性心肌梗塞表現為胸前部緊縮樣、絞榨性疼痛或刺痛，多伴有呼吸困難等症狀。常見的先兆症狀為數小時至數天前反覆發作短暫性胸痛，疼痛可維持幾分鐘。有的無任何先兆症狀，突然發作而致心肌梗塞。

心臟在膈肌的上面，而胃就在膈肌的下面，因此，這種疼痛常與胃痛相混淆。

主動脈夾層動脈瘤黏膜剝脫時不僅會出現劇烈胸痛，有時會出現背部疼痛或腹痛。主動脈夾層動脈瘤黏膜剝脫時亦可併發心肌梗塞。

主動脈夾層動脈瘤破裂時，大部分人很快會出現血壓下降不能控制的症狀，數分鐘內就可死亡。

肺栓塞時也可出現劇烈胸痛，更會因肺循環受到阻礙而出現呼吸困難的症狀，甚至出現血壓下降、休克的症狀，十分可怕。胸痛多發生在胸的右下、左下等部位。

引發心臟病的危險因素

引起心臟病的因素有很多，下面列出幾種主要的因素。

1. 年齡和性別

年齡越大，患心臟病的概率越大，也就是說，心臟病患病概率和年齡是成正比的，但並不是所有的老年人都患有此病。另外在性別方面，一般男性患心臟病的概率要大於女性，而女性在絕經後要比絕經前患此病的概率大。

2. 飲食習慣

不良的飲食習慣是導致心臟病的重要因素。飲食習慣與心血管疾病的發生、發展關係密切，平時愛吃高脂肪、高熱量、高膽固醇食物的人，其心血管病的發生率會比普通人高。

3. 高血壓病和高血脂症

高血壓病和高血脂症被認為是動脈粥樣硬化和心血管疾病的主要危險因素。

心 臟 病

4. 吸菸 、肥胖

吸菸是促發冠心病的重要因素之一，吸菸會促進冠狀動脈發生粥樣硬化，促使冠心病的發生、發展。同時，吸菸會增加心肌梗塞和心源性猝死的危險，也會引起其他的疾病，如肺癌、外周血管疾病等。

肥胖是患心臟病的一個危險性信號。不僅如此，肥胖者患高血壓病和糖尿病也相當多見。

5. 其他因素

工作壓力大、過於緊張、不經常鍛鍊等都會引發心臟病。另外，飲用水的硬度及微量元素的攝入量也與心臟病有一定關係。

專 家 提 示

要根治心臟病，首先要弄清導致心臟病的危險因素。遠離了這些危險因素，就遠離了心臟病。

自測心臟病有口訣

民間關於心臟病的順口溜有很多，擇取其中的一則，供讀者朋友參考。

舌為心苗侯心臟，紫暗瘀血流不暢；舌尖齒痕氣不足，心肌缺血便是常。

十指連心有跡象，指紋青紫手發脹；四五指後有小

包，按壓疼痛分輕重。

時常按摩保心康，免去服藥方法良；壓差近來低壓高，轉向心臟不得了。

上樓行路氣發短，胸悶脹痛氣不暢；放射疼痛在後背，左邊難受最為常。

時常氣喘似抽泣，醫學名叫善太息；睡時常常被憋醒，不可小視要警惕。

心臟病的分類

一般將心臟病分為先天性與後天性兩大類。

先天性心臟病大多數是因為母親自身遺傳或者懷孕期間母體受到感染而導致的；後天性心臟病均為出生以後所患，是因日常生活不注意保健和不良的生活習慣而引起的。

後天性心臟病主要分為以下幾種：

1. 冠心病

動脈粥樣硬化常累及主動脈、冠狀動脈、腦動脈、腎動脈、周圍動脈等。冠狀動脈粥樣硬化引起血供障礙時，稱為冠狀動脈粥樣硬化性心臟病（冠心病）或缺血性心臟病。

2. 瓣膜性心臟病

急性期引起心內膜、心肌和心包炎症，稱為瓣膜性心

心 臟 病

肌炎；慢性期主要形成瓣膜狹窄和關閉不全，稱為風濕性
心瓣膜病。

3. 高血壓性心臟病

原發性高血壓、顯著而持久的動脈血壓增高可影響心
臟，導致高血壓性心臟病。

4. 肺源性心臟病

為肺、肺血管或胸腔疾病引起肺循環阻力增高導致的
心臟病。

5. 心肌病

由新陳代謝或異常的心肌變化等引起的，有時酗酒、
藥物亦可導致心肌病。

6. 感染性心臟病

由病毒、細菌、真菌等感染侵犯心臟導致的心臟病。

7. 內分泌性心臟病

如甲狀腺功能亢進性心臟病、甲狀腺功能減退性心臟
病等。

8. 營養代謝性心臟病

如維生素缺乏性心臟病等。

9. 心臟神經症

為自主神經功能失調引起的心血管功能紊亂。

心臟病的種類有很多，但總的來說，以冠心病最為常見，且冠心病的發病率正在逐年上升，是嚴重威脅健康的疾病之一。

冠心病對身體危害大

冠心病是冠狀動脈粥樣硬化性心臟病的簡稱。在日常生活中，冠心病是最常見的一種心臟病，也是危害中老年人健康的常見病。心臟不停息的工作會消耗大量能量和營養物質，「冠狀動脈」就是專門為心臟供應能量和養分的血管。如果冠狀動脈不正常，就會導致心臟的血液供給減少。冠心病的產生就是因為冠狀動脈狹窄，引起供血不足而導致心臟發生病變，所以冠心病又被稱為缺血性心臟病。

當冠心病發作時，胸部會感到一種壓榨性的疼痛，並可放射到頸、頷、手臂及胃部。即使不運動，這種疼痛依舊存在，除了疼痛之外，還表現為眩暈、氣促、出汗、噁心及昏厥。嚴重的患者還可能死亡。

冠心病是老年人最常見的一種心血管疾病，多發生在40歲以後，患病率隨著年齡的增長而增高。一般男性多於女性，腦力勞動者多於體力勞動者，城市多於農村，平均患病率約為6.49%。近年來，患病年齡越來越趨於年輕化。

冠心病的發生與冠狀動脈粥樣硬化狹窄的程度和支數

心 臟 病

有密切關係，有的年輕的冠心病患者雖然冠狀動脈粥樣硬化不嚴重，甚至沒有發生粥樣硬化，但是由於受冠狀動脈痙攣等因素的影響，依舊會發生冠心病。有的老年人雖然有嚴重的粥樣硬化，卻不會出現心臟病的症狀，如胸痛、心悸等。所以對於中老年朋友來說，不管你是否有心臟病的症狀，都要去醫院做定期檢查。

隨著生活節奏的加快，高脂肪、速食化的生活方式逐漸走進人們的生活當中，進而也導致冠心病呈逐年上升的趨勢。冠心病防治的關鍵在於早期預防，懂得科學地預防冠心病，就等於給自己買了一份健康保險。

冠心病會遺傳給子女嗎？

有的家庭一連三代都是冠心病的患者，所以有的人就會擔心，父親或者母親是冠心病患者，那自己會不會患這種病？這種病會不會遺傳給自己的子女？

如果父母均為冠心病，那麼子女患病的概率要比普通人高出4倍。父母有一方是冠心病患者，那子女的患病概率要比普通人高出2倍。如果父母均早年患冠心病，那麼子女患病的可能性要比普通人高5倍。

所以說，冠心病有明顯的遺傳傾向。但是冠心病的發

生一般取決於兩大因素：一是環境因素，例如飲食習慣、精神緊張、缺乏勞動、肥胖、吸菸等；二是遺傳因素。一般來說，遺傳因素占冠心病誘因的65％，另外35％則是環境因素在起作用。

這兩方面結合起來就會促發冠心病。如果人們能改掉不良的飲食習慣、生活方式等，那麼冠心病的發病率一定會降低的。

冠心病的五種類型

冠心病是由冠狀動脈狹窄引起供血不足的一種心臟病，根據臨床特點把冠心病分為以下五種類型：

1. 心絞痛型

心絞痛就是胸部陣發性、壓榨性疼痛。心絞痛包含勞累性心絞痛和自發性心絞痛。

勞累性心絞痛顧名思義就是患者常在用力、勞累或心動過速時誘發的短暫性心絞痛，休息或舌下含服硝酸甘油片後疼痛可迅速緩解。自發性心絞痛是指患者在安靜休息或睡眠時發生心絞痛，有時還會在寒冷或情緒激動時發生，這種胸痛的發作與勞累無明顯關係，而且發作的時間較長，程度也較重。

2. 心肌梗塞型

心肌梗塞是指冠狀動脈完全受阻，促使供應心肌的血

心臟病

流完全中斷,主要表現為突然發生嚴重而持久的胸痛,常伴有面色蒼白,大汗和嘔吐,舌下含服硝酸甘油常不能緩解疼痛。嚴重時,患者有「瀕死感」,疼痛可持續數小時到數天。當發現患者有急性梗塞的症狀時,應立即將其送往醫院,在醫生的安排下做心電圖、抽血化驗心肌酶和肌鈣蛋白。

3. 隱匿型

因其在發作時,患者不會感到胸痛、胸悶,所以又被稱為無痛性心肌缺血。

患者無痛並不表明其冠狀動脈狹窄程度輕,且預後並不一定比有症狀者(心絞痛型)好,甚至因無症狀而容易被患者忽略,給患者帶來更為嚴重的後果。

4. 心律失常和心力衰竭型

心律失常是冠心病患者的症狀,也可以說是冠心病其他類型中的一個臨床表現。但有心律失常並不能證明一定是患了冠心病。

心力衰竭和心律失常一樣,同樣可以說是冠心病的表現之一,也可以是其他心臟病引發的後果。

5. 猝死型

猝死型,顧名思義就是患者因嚴重的心肌缺血所致的突然死亡,主要為嚴重心肌缺血引起的惡性心律失常所致。

由於某些冠心病發病前沒有絲毫預兆，一些患者如果搶救不及時，後果不堪設想。

七類人易患冠心病

冠心病對身體的健康構成了嚴重的威脅，而且冠心病讓人防不勝防，到醫院檢查時，醫生可能會告訴你患冠心病很長時間了，並且這時不僅心臟受到了不良的影響，而且也錯過了治療冠心病的最好時機。所以要早預防、早治療，以下七類人更要注意了，稍不注意你就會患上冠心病。

1. 經常坐著不動的工作人員

如果你從事的工作久坐不動，那麼患冠心病的可能性要比那些經常活動的人大。若缺少運動，心臟不強壯者患心臟病的概率要比健康者高出2倍。久坐不動，心臟功能會減退，會出現精神壓抑、頭昏眼花、倦怠乏力等症，也容易出現心肌衰弱，還易患動脈硬化、高血壓病、冠心病等心血管疾病。久坐的人，不要連續工作8小時以上，應每隔2小時休息一次，以避免發生以上疾病。

2. 過於肥胖者

體重超重也是患冠心病的一個危險因素，體重超重大於20%的人心臟病發作的可能性比體重標準的人高3倍。

標準體重計算公式：標準體重＝身高－105（kg）

心 臟 病

如果你的體重超出標準體重的20%，為了身體的健康，就要開始減肥了！

3. 吸菸的人

冠心病的病死率與吸菸量成正比，吸菸對心血管的影響僅次於高血脂症、高血壓病，成為影響冠心病的第三大危險因素。常吸菸的人發生心肌梗塞的概率比不吸菸的人大1.5～3倍，吸菸的人比不吸菸的人患冠心病的概率大2～3倍，對年輕女性的影響更為嚴重。

4. 暴飲暴食的人

常進食較高熱量的飲食、較多的動物脂肪及膽固醇者易患本病。同時食量大的人也易患本病。

5. 糖尿病患者

隨著生活水準的提高，患糖尿病的人越來越多。如果患者患有糖尿病，將會增加其患冠心病的概率。尤其是女性糖尿病患者其患冠心病的概率是健康人的5倍，男性則是2倍。糖尿病合併冠心病多見於40歲以上的人，而糖尿病患者如果病史超過10年，冠心病的發病率會明顯增高。因此，40歲以上的糖尿病患者，應尤其注意預防冠心病。糖尿病患者應定期檢測血糖、尿糖，進行積極的治療。

除此之外，還應定期測血壓、心電圖等，以便及早發現並治療冠心病。

6. 高血脂症患者

脂肪攝入過多或者遺傳因素都會造成高血脂，這也是

患心臟病的一個誘因。血膽固醇量每100毫升最好低於200毫克（5.2毫摩爾/升）。因為其含量越高，患冠心病的概率就越高。

7. 高血壓患者

高血壓患者患冠心病的概率是血壓正常者的4倍，可見血壓升高也是心臟病發病的一個誘因，因為高血壓意味著心臟需加倍工作，這樣心臟病發作的概率就會相應地增加。

   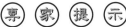

專　家　提　示

以上這七類人都是冠心病的高危險群，但有的冠心病患者不止被一個危險因素侵襲，而是由多個危險因素造成的。比如，只抽菸可能危險性低一些，但是又抽菸又喜歡吃肉兩個因素疊加的話，危險性就成倍增長。這些都是高危因素，一定要引起大家的注意。

女性多次流產易患心臟病

據相關資料顯示，多次流產的女性比沒有流過產的女性容易患上心臟病，流產1次以上者因心臟病發作而入院治療的概率達50%。流產1次以上者其患心臟病的概率會比沒流產者增加50%，流產3次以上者患心臟病的概率是沒流產者的2倍。流產給女性的身體造成了很大的危害，所以

心 臟 病

流產之後適當地進行補養是完全必要的，而補養的程度、持續的時間，應視流產者的體質、失血量而定。

● 警惕隱性冠心病 ●

隱性冠心病沒有任何明顯症狀，所以患者即使患了冠心病，身體上也不會產生明顯的心絞痛。這種情況多發生在老年患者中，由於發病者沒有自覺症狀，就沒有進行積極的治療，也不太注重合理的生活方式。更有甚者，患了心肌梗塞仍不知道，這樣非常容易導致猝死。

實際上，隱性冠心病並非是無症狀，而是忽視了與冠心病有關的症狀，或症狀不典型而已。隱性冠心病常見的症狀主要有：

1. 異位疼痛

這種疼痛多因情緒激動、疲勞等原因誘發，多發生於左前臂、上腹部或牙床，也有可能發生在咽喉、手指或腕部、頸項部、背部，是隱性冠心病症狀的重要表現形式。因疼痛部位離心臟比較遠，所以容易被忽視。這種疼痛服一般止痛藥無效，但服硝酸甘油之類藥物多可緩解。

2. 呼吸困難

這種症狀發生在勞累甚至安靜休息的時候，甚至在夜間也會出現陣發性呼吸困難。主要表現為呼吸急促、呼吸延長，甚至喘不過氣來，有時候稍微休息一下可能會有所

緩解，但過後又會出現同樣的症狀。

3. 胃部不適

胃部會感到莫名其妙的噁心、嘔吐感，並且食慾下降，還不斷地打嗝，在大便後有所緩解，但大多不能完全消失。

4. 疲倦乏力

患者在患了其他類型冠心病的時候也會表現為疲倦乏力，但是那種疲倦乏力多是有原因的。患有隱性冠心病的患者卻多表現為無任何原因可解釋的疲勞，還常有心悸、出冷汗、血壓降低、失眠等症狀，較為嚴重的時候，甚至連伸直腰這麼簡單的動作做起來都很困難。

5. 其他表現

隱性冠心病發作之前，身體也會有所異樣，比如會出現難以形容的胸悶、頭暈、煩躁不安，突然出現意識不清或短暫喪失意識等，甚至突然發生休克。

若出現以上這些症狀千萬不能忽視，它可能是隱性冠心病的早期症狀。如身體出現異常，必須馬上到醫院做心電圖檢查，以免貽誤診斷，錯失救治時機。

專 家 提 示

患者要高度警惕隱性冠心病，應重視與冠心病有關的症狀，身體出現異樣時，應立即去醫院就診。

心 臟 病

發生冠心病的紅色信號

冠心病給我們的生活帶來了不便，冠心病在發病前總會有些症狀。如果我們平時能加以注意的話，就不會遭受冠心病所帶來的痛苦。

在生活中，如果你曾經出現過以下症狀，應該警惕是否是冠心病的徵兆。

(1) 勞累或精神緊張時出現胸骨後或心前區悶痛，或緊縮樣疼痛，並向左肩、左頸、左上臂放射，持續3～5分鐘，休息後可自行緩解；還有一部分人經常左肩疼痛，經過治療，療效不明顯，這些人應當進一步做心電圖檢查。老年人更應該注意，因為這類症狀往往容易被誤診為肩周炎。

(2) 活動時出現胸悶、心悸、氣短、疲勞等症狀，休息後可自行緩解。

(3) 出現與運動有關的頭痛、牙痛、腿痛等。

(4) 有一部分人在進行性生活時會感到氣急、胸悶、心悸，甚至胸痛；有些人入睡時會因枕頭低而感到胸悶憋氣，要抬高枕頭方感到舒適；有些人在睡眠時因噩夢突然驚醒，感到心悸、胸悶、呼吸困難，坐起後才慢慢恢復。

(5) 用力排便時出現心慌、胸悶、氣急或胸痛不適。聽到周圍的鑼鼓聲或其他噪音，亦可引起心慌、胸悶。

(6) 用手摸自己的脈搏，若發現脈搏跳動時快時慢，或有間歇不規律，或出現不明原因的心跳過速或過緩都要引起注意，這些往往都是冠心病的早期症狀。

(7) 平時看似身體健康，但在體力勞動時出現胸骨後劇烈疼痛，持續半小時不能緩解者，要懷疑是否因冠脈阻

塞而導致了急性心肌梗塞，應速去醫院急診。

　　心臟異常時會有自覺症狀，若能準確察覺這些危險信號並採取相應的措施，即使病情很重，多數也可以恢復健康。

耳折症、內耳症狀有時也是冠心病的早期信號

　　耳折症指的就是從耳朵底部的凹處至整個耳垂，有一條連貫明顯的皺紋折痕。如果這條皺紋折痕非常明顯的話，那預示著你已經患了耳折症。45歲以上患有耳折症的人，80%都患有冠心病。因為耳垂的血管很細，血液供應不豐富，耳折症反映了動脈粥樣硬化的程度。如果皺紋折痕淺顯的話，那就表示心臟很健康；如果皺紋折痕深刻，同時伴有胸悶、心悸、心前區疼痛等症狀時，則應高度警惕患冠心病的可能，及時到醫院就診。通常情況下，耳折症在40歲以上的中老年人群中比較多見。

　　內耳症狀發生時會出現耳鳴、聽力減退或耳聾、眩暈等症狀。但是這些症狀一般不被人重視，其實這些症狀也是冠心病的表現，大部分人在發生內耳症狀之後6～12個月就會出現冠心病。所以，千萬不要小瞧內耳症狀的發生，尤其是中老年人，如果出現聽力逐漸減退、發作性的耳鳴或眩暈等症狀時，應引起高度重視。

心臟病

━━━━◆ 心絞痛發作時的主要表現 ◆━━━━

　　心絞痛是冠心病的一種類型，一般多見於中老年患者。心絞痛發作時，疼痛的典型部位是在前胸正中的胸骨後，而不是在胸部表面，範圍如拳頭或本人手掌大小。如果嚴重的話，有時範圍會波及左肩背、左臂內側和左手小指側，還有可能向頸咽部，甚至面頰部放射，引起相應部位不適或疼痛，不過這種情況極少出現。

　　一般而言，患者在一定時期內每次發作的疼痛部位是相對固定的。如果疼痛部位改變或範圍擴大常提示病情進展，應及時去醫院就診。

　　心絞痛常常由於情緒過於激動或者體力勞動過多所致。當然，寒冷、心跳過快等也可誘發心絞痛。

　　這種病在發作時，胸痛常為壓迫性、緊縮樣或壓榨性，伴有發悶甚至窒息感，也可呈燒灼樣，但不尖銳，不像針刺或刀割樣痛。

　　疼痛時常伴瀕死的恐懼感。發病時患者不得不停止活動，直至症狀有所緩解。患者伴貧血時心肌缺血、缺氧更加明顯，尤易發生心絞痛。

　　一般的心絞痛發作持續時間為每次3～5分鐘，很少會超過15分鐘，大於30分鐘的胸痛發作很少為心絞痛，而應注意有無心肌梗塞的可能，或根本就不是冠心病所致的胸痛。

　　心絞痛的發作頻率每人也各不相同，有的數日甚至數月發作1次，有的一日發作數次。

專 家 提 示

　　典型的心絞痛發作容易被確診，但是不典型的發作卻容易被誤診，應注意觀察。此外，並不是有胸痛就意味著有心臟病了，這需要患者明辨。

心絞痛的急救措施

　　當心絞痛發作時，患者一般都選擇服用特效藥硝酸甘油。很多心臟病患者外出時都將此藥隨身攜帶，但有時會不小心將藥片弄碎，或放在衣袋弄濕，這樣藥物就不能用了。有時胸痛是第一次發生，當時即使考慮到是心絞痛，手頭也不會有硝酸甘油。如果發生上述意外時，可採取將兩手放入熱水中的急救法，熱水以不燙手為限。這是由於血管在受熱的時候能擴張，手受到溫暖的刺激就會引起全身的血管擴張，從而使心臟血液供應暫時得到保證。

誘發急性心肌梗塞的常見因素

　　心肌梗塞患者在發病的前幾天，或者更長時間，可能會明顯感到乏力，活動時也會有氣急、心悸、煩躁、心絞痛等前驅症狀。心肌梗塞發作後會感到胃部極不舒服，可有嘔吐、噁心的症狀，疼痛發作後的24～48小時會出現發

心 臟 病

熱、心跳過速或過緩等現象，體溫一般在38℃左右。時間可持續1週左右，嚴重者血壓會下降，並伴有煩躁不安、面色蒼白、皮膚濕冷等心功能不全及嚴重心律失常等症狀。急性心肌梗塞是一種可怕的疾病，那它的誘發因素有哪些呢？

(1) 過度勞累可加重心臟負擔，使心肌耗氧量猛增。由於冠心病患者的冠狀動脈因發生粥樣硬化而導致管腔狹窄，不能充分擴張以增加心肌灌注，便造成心肌急性缺血，嚴重時可促發急性心肌梗塞。

(2) 冠心病患者精神緊張、情緒激動時，可引起交感神經興奮，兒茶酚胺分泌增多，使冠狀動脈痙攣，心肌供血減少，這樣會引發心絞痛甚至心肌梗塞。據報導，美國平均每10場球賽，就有8名觀眾發生急性心肌梗塞。

(3) 飽餐、大量飲酒、進食大量脂肪物質等均有誘發急性心肌梗塞的危險，尤其多見於老年患者。因為進食高熱量、高脂肪餐後可使血脂濃度突然升高，血液黏稠度增加，進而引起局部血流緩慢，促使血栓形成而導致急性心肌梗塞。

(4) 在老年人中，因排便用力、屏氣而導致心肌梗塞者並非少見。所以，有冠心病的老年人應注意養成定時排便的習慣，必要時可採取一些潤腸通便的措施，以防止用力排便而導致心肌梗塞的發生。

(5) 大出血、大手術、休克、嚴重心律失常等均有可能引起粥樣硬化斑塊破裂、血栓形成而導致持續的心肌缺血，促發心肌梗塞。

(6) 寒冷刺激，特別是迎冷風疾走，易引起人們交感

神經興奮。一方面可使血壓升高，心率加快，體循環血管收縮，外周阻力增加，心肌耗氧量增多；另一方面可使血管收縮，減少心肌供血量，促使心肌缺血，嚴重而持久的缺血可致心肌壞死。

(7) 水分攝入不足，可造成血液黏稠度增加，容易形成血栓，進而導致冠狀動脈堵塞。

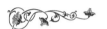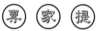

急性心肌梗塞的後果就是容易引起突然死亡，所以必須引起冠心病患者的高度重視。

心絞痛與心肌梗塞的區別

		心 絞 痛	心 肌 梗 塞
胸痛	發生部位	前胸部	前胸部
	疼痛方式	壓榨感	壓榨感嚴重
	持續時間	多為數分鐘	多為十幾分鐘以上
	發生方法	多在勞累時發作	心絞痛控制未果
	舌下含服硝酸甘油	有效果	多無效果
併發症		致死性心律失常	致死性心律失常 心功能不全 心源性休克
原　因		心肌缺血	心肌壞死
心電圖變化		有（一過性）	有（持續性）
血液中的心肌酶等異常		無	有（MB-CK、cTnT）

心臟病

━━━━━━━ ● 急性心肌梗塞症狀大點兵 ● ━━━━━━━

急性心肌梗塞的症狀表現差異很大，有1/3的患者未到醫院就診就已死亡，多為突發急驟，極為嚴重；有1/4～1/3的患者無明顯症狀，未到醫院就診；有1/3～1/2的患者入院診治。以下列出急性心肌梗塞的各種症狀，有助於患者辨別病症，以防患於未然。

1. 疼　痛

有2/3的急性心肌梗塞都有疼痛的症狀，並且這種疼痛發作長久而劇烈，疼痛部位主要為胸骨後、心前區等，但有些患者胸痛會波及上腹部，這種症狀易被誤診為胃痛。還有些患者有陣發性呼吸困難、喘息性呼吸，兩肺有支氣管哮鳴音，易被誤診為支氣管喘息。

2. 突然暈厥

部分患者還會出現突然暈厥的症狀，多發生於起病30分鐘內。

3. 猝　死

發病即為心室顫動，表現為猝死。

4. 休　克

臉色蒼白、身體發虛，如從坐位滑下、立位摔倒，極端嚴重者隨即死亡。程度稍輕者，出冷汗、頭暈、肢體濕冷，臉色蒼白或灰色發紺，脈搏細弱，尿少或無尿。

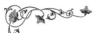

專　家　提　示

　　急性心肌梗塞發病起始症狀不盡相同，最常見的為疼痛。疼痛感對疾病的及時診治，具有重要的意義。

心律失常的危害

　　心律可因某種原因發生節律紊亂。心律不整有多種，引起的症狀也有多種。

　　心臟的節律一瞬間受挫，可導致節律紊亂，稱之為期外收縮。其節律即使只有一次紊亂，瞬間也會感到胸悶，敏感的人會感到心律的異動。

　　期外收縮多的人會感到心臟連跳幾下，觸摸手腕就可察覺脈搏紊亂。期外收縮時，血液不能充分射出，對心臟這個泵來說，屬於無效收縮。

　　心臟一天跳動約10萬次以上，工作量大，偶爾出現的期外收縮不是太大問題。有的人一天甚至可出現數千次的期外收縮，也沒什麼太大的不良影響。

　　當心臟出現絕對心律不整、脈搏完全混亂，強弱不等、快慢不一時，其可轉為陣發性或是慢性持續性房顫。

　　房顫，像字面意義一樣，指心房細小的顫動狀態。本來心房如同一個袋子一樣，進行規律的收縮運動；但房顫時，失去了協調一致的行動，心房壁的心肌細胞處於反覆散亂的收縮狀態中，心房就失去了輔助泵的功能。

　　房顫時，從整體來看，心臟功能約損失20%。通常發

心 臟 病

生房顫時，心率不僅不規則，而且速度會變快。心率很快時，還會產生心悸。快速心率狀態若持續數小時，心臟泵功能就會出現障礙，常出現心功能不全的症狀。

心跳突然過速又可很快中止的，為發作性室上性心動過速。健康人心臟的電衝動命令從寶房結發出，每一拍都傳到末端的心肌細胞，然後再消失。在發作性室上性心動過速時，這種電衝動卻在心臟的傳導系統內反覆迴旋、反覆刺激，產生許多不必要的、混亂的快速節律，進而使心臟發生接連不斷的收縮。好像切換了電回路開關一樣，心率突然變快，有時在數十秒後停止，有時持續數小時至數十小時，嚴重時可導致心功能不全。

室上性心動過速如果心率極快，心臟不能充分擴張，會導致血液輸送差，血壓下降，症狀嚴重時，甚至立即倒地身亡。

有些疾病可導致心率變慢。房室傳導阻滯時，刺激傳導系統阻斷，命令中樞寶房結發出的信號不能傳到心室。心室具有自動功能，若接不到命令時，便會開始自身節律的收縮運動。

通常情況下，心率每分鐘要減少20～30次，無法維持充足的血液循環而供血不足會導致眩暈、昏厥發作，亦可使患者出現疲憊、易疲勞的症狀。

寶房結功能不全綜合徵是指寶房結功能低下，有時不能發出命令，會出現心臟停止數秒至十幾秒，可突然意識喪失而摔倒在地，是十分危險的心律失常。致死性心律失常是重症心臟病，如快速室性心動過速、心室撲動、心室纖顫、心臟驟停等，常可奪人性命。發作時如數分鐘內不

做相應的處理，會有生命危險；如果出現以上症狀要及時處理，不能等待。

 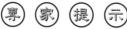

你也許聽到過某位朋友病情剛有所好轉卻又疾病發作，救治無效而身亡的事情。但致死性心律失常不會無緣無故地發生，因此無須過分擔心。但對心臟病患者來說，做好相應的防範是必要的。

脈搏的數法

用右手食指、中指和無名指3根手指放到左手的手腕最左側，與手的分界線距離約3公分，這時便摸到脈搏了。

脈搏數（每分鐘）

年齡期	健康人的脈搏數
新生兒	130～150
嬰　兒	110～130
幼　兒	80～115
少　年	70～90
成　人	50～70

心臟病

先天性心臟病的「兇手」

患先天性心臟病的嬰兒越來越多，這給家庭帶來了巨大的痛苦和壓力。

如何能避免心臟病的發生呢？可致胎兒心臟發育畸形的高危因素有以下六種：

1. 病毒感染

為什麼有的孩子一出生就患有先天性心臟病呢？歸根到底在於母親在懷孕時受到了病毒的感染，特別是在懷孕3～8週的時候，胎兒受感染後容易發生心臟血管畸形。其中風疹病毒是引發先天性心臟病的主謀，而流感、流行性腮腺炎、疱疹病毒等也往往是先天性心臟病的兇手。

2. 輻射過度

有的女性在懷孕的時候受到放射性物質如X光、同位素等的過量照射，也可使嬰兒先天性心臟病發病率上升。

3. 不良嗜好

有的孕婦喜歡吸菸，吸菸對嬰兒的健康極其不利。吸菸母親所生的嬰兒心臟病的發病率是不吸菸母親所生嬰兒的2倍。即使妻子不吸菸，但是丈夫吸菸，也很容易使妻子受到菸的燻害，致使胎兒的發病率上升。

還有的孕婦是酒後同房受孕，這種情況下生出來的孩子大多伴有心臟血管異常。

4. 家族遺傳史

如果父母中有一方患有先天性心臟病，則生出來的孩子患病的概率非常大。如果母親患有先天性心臟病，則第二代患病的概率為10%。兄弟姐妹同時患先心病、父母與子女同時患先心病的情況頗為多見，而且其疾病性質甚為近似。

若母親所生的第一胎患有先心病，第二胎患病的概率為2%左右；若連續兩胎皆為先天性心臟病者，再生先天性心臟病兒的概率會增至10%。

5. 藥物影響

孕婦在妊娠早期接觸致畸藥物，如鋰、苯妥英鈉或類固醇等，都可導致胎兒先天性心臟病的患病率達到2%。

6. 糖尿病

如果孕婦患有糖尿病，則胎兒患先天性心臟病的概率為2%；若孕婦的病情在早期能夠得到控制，則胎兒患病的概率也會隨之下降。

   專 家 提 示

先天性心臟病的致病因素有很多，大多數與其母親的自身遺傳或者懷孕期間不當的生活方式有關。所以，女性在懷孕時，到醫院對胎兒做心臟掃描是必要的，以檢測胎兒是否患有心臟畸形。

心臟病

── 對心臟病認識的七個誤區 ──

如今，有很多人對心臟病的認識容易走入誤區和極端，有的是因為過度緊張，結果造成「心理病」；有的是對病情毫不知情，導致心臟病治療被延誤。一般人對心臟病的認識容易走入以下七個誤區：

1. 吃素就不會患心臟病

長期以來，很多人為了預防心臟病而拒絕吃高脂肪的肉類食品，而只以素食代替，其實這種做法是不對的。如果一個人長期只吃蔬菜、水果這類低脂肪食品，會導致糖類的攝入量過高，使人體不得不分泌更多的胰島素消化糖類，從而會引起人體內一連串的變化，如可導致高密度脂蛋白等對人體有益的物質的含量降低，甘油三酯等對人體有害的物質的含量升高。這些變化均會損害血管，其結果與患有高血脂症一樣，都會引發心臟病。

所以說，這種只吃素而不吃肉的飲食方案是不合理的，只有在飲食中遵循葷素菜搭配、粗細糧結合的原則，才能更有效地預防心臟病。

2. 年輕人不用預防心臟病

許多年輕人一直認為預防心臟病是中老年人的事，年輕人身強力壯，根本不用預防心臟病。的確，許多心臟病如心絞痛、心肌梗塞都發生在中老年人的身上，但是如果追根溯源的話，許多心臟病患者在兒童或青少年時期就已經有了某些心臟病的早期病理改變。例如，許多心臟病患

者在兒童時期在其動脈血管上會出現一些脂質條紋，這些脂質條紋就是日後形成動脈粥樣硬化斑塊的基礎。也就是說，動脈粥樣硬化在兒童或者青年時期已經開始發生病變了，只是那時候人們都沒有注意而已。所以，年輕人也應及時地做好預防心臟病的準備工作。

3. 只有胖人才會患心臟病，瘦人不會患

我們知道過於肥胖的人容易患心臟病，那是不是瘦的人就不容易患心臟病呢？當然不是。許多人為了預防心臟病而進行減肥，使得體重急劇下降，最後導致體重低於標準體重，身體越來越虛弱，這種以過度的減肥方式來預防心臟病的方式是不正確的。

能夠引發心臟病的因素有很多，如人體內半胱氨酸過多、情緒長期抑鬱或緊張、不愛運動等，這些因素與人的體形關係不大。另外，人體內的膽固醇只有三成從食物中攝取，七成則由肝臟製造，而肝臟所製造的膽固醇絕大部分為低密度脂蛋白（俗稱壞膽固醇）。當低密度脂蛋白積聚在血管內便會形成動脈粥樣硬化，長期下去會引發中風、心絞痛及心肌梗塞等致命疾病。可見，瘦人也應注意心臟病的危險因素，預防心臟病。

4. 心臟病檢查只做心電圖

有的心臟病患者單做普通心電圖，往往不會發現什麼異常，所以說只做心電圖不能準確地反映患者的病情，因此，患者除了做心電圖之外，還可以在醫生的建議下做一下其他方面的檢查（如活動平板試驗等）。

5. 胸痛就是心臟病

常有人懷疑自己胸痛就是患了心臟病，到醫院做檢查時卻一切正常。胸痛並不一定是心臟病，像帶狀疱疹、食管反流和消化性潰瘍等都會引起胸痛。

6. 心梗患者要少運動

有些心肌梗塞患者怕病情繼續惡化或再次發作，就不敢運動，這是一種錯誤的認識。適度運動可提高患者外周肌肉的代償能力，有助於控制其他危險因素，改善患者的生活品質。一般心肌梗塞患者病情穩定後，根據病情可以逐漸採取有氧運動，比如步行、慢跑、騎單車、游泳等，一週3～5次，每次半小時左右。具體做什麼運動，做多長時間，都要徵求醫生的建議，不可自作主張。

7. 速效丸代替硝酸甘油

硝酸甘油是心絞痛患者發作時的急救藥，它的作用是其他任何藥物不能代替的。但有些人一感到胸口痛，就用速效丸代替硝酸甘油，而且也會立即感覺症狀有所緩解。其實這些患者可能並非真正患了心絞痛，這種情況下應及時到醫院進行診斷，以免因誤吃藥而耽誤了治療的時機。

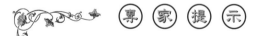

專 家 提 示

如果以前對心臟病有認識上的誤區，那麼，從現在開始一定要重新認識心臟病，以免耽誤心臟病的最佳治療時機，最終造成不堪的後果。

心臟病的保健，
從預防開始

　　全世界1/3人口的死亡是由心臟病引起的，而心臟病的發病原因除去遺傳因素，大多是由平日的不良生活方式引起的，可見心臟病是完全可以預防的。只有採取有效的預防手段，才能真正防止心臟病的發生。

　　還身體以健康，從預防心臟病開始！

心 臟 病

自己檢查心臟

用觸診法確定自己心臟的位置和大小。對著鏡子可以看到在左乳房之下附近的皮膚在搏動，用手觸摸一下也會感覺到，這是心臟的最前部，叫做心尖。

如果心臟大小正常，心尖應位於左第五肋間鎖骨中線內側0.5～1公分處。檢查心臟時應取仰臥位。

━━━ 預防冠心病應從何時開始？ ━━━

有人認為冠心病是老年人的病，年輕人是不會患這種病的。殊不知，這是一種錯誤的認識，因為冠心病的病因是動脈粥樣硬化，但這一發展過程始于兒童時期，經過童年期、青年期，到了老年期，冠心病就會表現出明顯的症狀，到了晚年表現的症狀更為明顯。

所以說，預防冠心病的最佳時期，應是在兒童時期，可主要從以下幾方面加以預防：

1. 合理膳食，避免肥胖

隨著物質生活水準的提高，人們的飲食越來越講究，而肥胖也隨之而來。尤其是有些孩子喜歡吃高熱量食物，導致體重日漸增長甚至發展成肥胖。

肥胖給人的身體帶來的疾病很多，尤其是使冠心病的發病率增高了。所以，我們應該從小就注意飲食，在供給足夠的蛋白質、維生素、礦物質、纖維素及所需熱量的基

礎上，避免攝入過多的脂肪和甜食。

2. 經常鍛鍊，增強體質

有人從小就沒有運動的習慣，最後體質越來越差，雖然年輕的時候沒有明顯的不適症狀，可是老了之後，身體的各種不適就顯現出來了。所以說，要養成喜歡運動、天天鍛鍊的好習慣，這樣不僅可以增加能量的消耗，調整身體的能量平衡，防止肥胖，而且可以促進心血管功能，降低血管的緊張度，使冠狀動脈擴張，高血壓下降，這些對預防冠心病都十分有利。

3. 預防高血壓的發生

高血壓是誘發冠心病的重要因素，高血壓和冠心病的關係是因果關係，所以在兒童時期就應注意預防高血壓。對有些人來說，這種做法聽起來可能有些荒謬，孩子怎麼會患上高血壓呢，但這的確是事實。

所以，應定期測量血壓，如果發現有高血壓症狀，應該注意增加體力活動，改善膳食結構，減少食鹽攝入量，增加鈣攝入量等，保持良好的日常生活習慣。

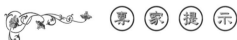

專 家 提 示

預防心臟病越早越好，不要等到誘發了心臟病再去治療，那時就為時已晚！

心 臟 病

花絮

及時清理大腸垃圾可保心臟健康

大腸猶如一個「垃圾箱」，若不及時清理，「垃圾」就會越積越多，長此下去，就會產生毒素，變成慢性病的「工廠」，引起各種疾病，包括心臟病。

出現陽痿和少白頭要警惕冠心病的降臨

人到了30歲以後身體就開始走下坡路，尤其是男性到了四五十歲以後，身體日漸下降的表現之一就是出現陽痿現象。有的男性對自己的陽痿從來不當回事，認為是上了年紀的表現。

實則不然，如果50歲以上的男性出現陽痿，則有可能是心臟病發病前的預兆。而且，在50歲以上的陽痿男性中，幾乎半數存在陰莖血流異常，其發病的主要原因是供應陰莖血流的動脈血管發生了粥樣硬化。

因此，有些陽痿是發生冠心病的預兆，四五十歲的男性一定要提高警惕了！

有的人天生就是少白頭，可能是遺傳的原因，另外，據醫學研究發現，白髮與冠心病有著相當密切的關係，少白頭可能是易患冠心病的一種因素。

人的身體如果缺乏微量元素銅和鋅，表現的主要症狀就是毛髮黑色素生長會受到抑制，這種情況的出現，與冠

心病有很大的關係。因此，有少白頭的人應及時到醫院檢查。另外，飲食上應多吃富含微量元素銅的物質，如蝦類、甲魚、豆類、玉米及菠菜等，還要注意在生活中避免誘發冠心病的因素，如吸菸、肥胖和心理過度緊張等。

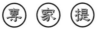

專 家 提 示

有的人對日常生活出現的一些症狀根本不在意，殊不知，這些小症狀可能就是誘發心臟病的危險因素。

花絮

心臟病猝發的致命程度與發作時間有關

在夜晚或休息日猝發心臟病的患者死亡率更高。

一項調查結果顯示，工作日猝發心臟病的患者中，24小時的存活率為35.4%，可存活至出院的比例是19.8%。而在晚上11時至早晨7時心跳驟停的患者，這兩個數字分別是28.9%和14.7%。如果患者在週末猝發心臟病，存活至出院者的比例是14.6%。

造成這種差異的原因是醫院在週末和夜晚人手較少、應急措施較弱，影響對患者及時採取心臟復蘇術。

心臟病

━━━━━◆ 預防冠心病十注意 ◆━━━━━

(1) 養成不吸菸的習慣。

(2) 只食用少量的牛油、奶油及油膩食物。

(3) 減少食用的肉類量，將肉上的脂肪除去，吃燒煮的肉，不要吃油炒的肉。

(4) 每天最多只吃3個雞蛋。

(5) 吃大量水果及蔬菜，但飲食要維持平衡均勻。

(6) 減少鹽的攝入量。如果鹽的攝入量過多的話，對人的身體極其不利，會誘發各種各樣的疾病。降低鹽的攝入量，不僅可以降低血壓，還會減少冠狀動脈病的發病率。如果你特別喜歡吃鹽，那一定要注意了，慢慢地改掉攝鹽過多的習慣。過了一段時間之後，你會發現你對很鹹的食物已經不再那麼有興趣了。

(7) 經常運動。如果堅持每週做兩三次劇烈運動，可減少患心臟疾病的概率。但是不能突然地做劇烈運動，這樣會很危險，必須採取循序漸進的方式來運動。

(8) 要保持快樂的心情，能承受各種精神壓力。例如，可以培養興趣愛好或透過運動來放鬆日常生活中的緊張情緒等。

(9) 控制高血壓、高膽固醇血症和糖尿病。

(10) 定期檢查身體並按照醫生的指示去做。

專 家 提 示

從生活中的點點滴滴做起，保護好你的心臟！

徹夜打麻將等於「自殺」

心臟不好的人不要沾賭博的邊。賭博時輸贏不定，心潮起伏不定，情緒波動極大，這都會加重心臟負擔。對心臟最不好的賭博活動就是打麻將。打麻將都是四個人玩，所以無法中途離開，另外有許多人喜歡邊打麻將邊吸菸邊喝咖啡，這樣不知不覺中吸菸和喝咖啡的量就比平日多了許多。即使自己不吸菸，如果周圍人吸菸，也會將菸霧吸到自己身體裏。

特別是徹夜打麻將的人，由於整宿不睡覺，身體疲勞及由賭博造成的巨大精神壓力，再加上空氣污濁都會使心臟負擔加重，可能第二天就會使心絞痛發作。

另外，打麻將時自己或別人和了個大牌也會引發心絞痛。所以，打麻將特別是徹夜打麻將，對於心臟病患者來說，除了是「自殺行為」之外不會有什麼別的意義。

► 起床後檢查臉部有無水腫 ◄

通常水腫是由身體細胞或組織之間或者細胞自身產生多餘的水分引起的。細小的血管內側壓力變大，血液中的水分自血管中滲出；或者是血液中蛋白質的量減少，以致血液中的水分容易向血管外滲出。

除此之外，還有細胞水腫，水分的吸收力因此變強等

心臟病

情況，都與水腫的發生有關。

臉部或腳部水腫時，只要用手按壓水腫部位的皮膚，便會下陷不起。較嚴重時還會全身水腫，有時甚至會有胸部或腹部積水的情形。

因為重力的影響，早晨起床後，臉部若有水腫將更加明顯。到了傍晚，臉部的水腫情形會漸漸改善，此時腳部的水腫將更明顯。尿量增加、體重急速增加2～3公斤、臉部及手腳部有發腫情形時，可斷定為身體已有水腫現象。

水腫的原因分為許多種。一般而言，因心臟或腎臟方面的疾病而引起的情況較多，大概占病例的一半。

因心臟病而引起的水腫現象發生時，相對的也表示已出現心力衰竭（心臟的泵功能衰退）的體徵。一旦有心力衰竭的現象時，尿量將減少，體內積水，循環血液將增加。如此一來血液的濃度會變稀，而且血管內的水分將會因靜脈的壓力變大而自血管滲出、淤積在皮下組織，進而導致水腫現象發生。同時，心悸及呼吸困難等也會使心臟出現壓迫感及氣喘之類的症狀。有時還常伴有咳嗽、痰多的現象。

因心臟病而引起的水腫到了明顯可見的程度時，表示病情已經發展到相當嚴重的階段。此時最重要的莫過於接受醫師的檢查及適當治療。

一般的治療方法是安靜休養與飲食療法並用。進行飲食療法時，尤其需注意水分及鹽分的攝取。

水分的攝入量最好控制在比前日所排的尿量至少多出約500毫升。儘量多攝取蛋白質，少攝取糖分，最好在醫師的指導下進行。

另外，為了消除水腫而馬上使用利尿劑是非常危險的做法，一定要避免。

避免因趕時髦而少穿衣物

我們的身體雖然具備了保持體溫的組織及構造，但是這樣的功能也有它的極限。因此，人們會借穿著的衣物來適應外界的溫度變化。

隨著夏天有空調、冬天有暖氣情況的普及，人們穿衣服多少的基準也隨著冷、暖氣而不斷改變。但是人們長時間在室內，一走到室外，和室內溫差太大時，身體容易產生疲倦感。當這種疲倦感加倍時，也就是身體感到不適的開始。因此，在濕度高的地方，無論冬夏，內衣最好選擇棉質等吸濕性較高的質料。

除此之外，在溫度調節上，可以透過在空調房間內夏天加穿薄外衫、冬天脫去大衣等來進行控制。尤其是外衣穿脫之時更要謹慎。

寒冷對患有心絞痛及心肌梗塞的心臟病患者而言是一大忌諱，這早已成為最基本的常識。

遇上突來的劇寒，末梢的血管便會突然收縮。以河川為例作說明的話，就好像相同的水量，若河川的幅度變狹窄，兩岸的侵蝕就會變得明顯，河川的流動也會變得湍

心 臟 病

急，護堤工程一旦有了缺陷，只要大雨一來，數秒之間就很可能發生悲劇。

相同的現象也會發生在血管和心臟中。血管一旦突然收縮，對心臟的抵抗力也跟著強化。然而血液的量卻是無法改變的（維持生命的氧氣及營養素的供給量是絕對不會減少的），為了對抗這個抵抗力，心臟就需要拼命地將血液輸送出去。如果心臟和血管都很健康，當然不會有任何問題；相反，如果任何一方有衰退現象時，情況就不那麼樂觀了。

尤其是冠狀動脈粥樣硬化的人處在上述情況下時，很容易引發心絞痛，進而對生命造成威脅。因此，患有心臟病的人，冬季非出門不可時，一定要穿著保溫效果好的衣物。

專 家 提 示

雖然如此，一味地加穿衣物也不好。多穿衣物時，身體相應地變得笨重，也會對心臟造成負擔。尤其是穿著厚重的衣物跑來跑去、快步行走時，更容易增加心臟的負擔。這種情況下，患有冠心病的人非常容易誘發心絞痛。因此也應避免因為寒冷而一味地加穿厚重的衣物。

➤ 冬天洗臉和排便時注意血壓上升 ◆

　　一般情況下，人到了寒冷的地方便會起雞皮疙瘩。這是為了不使體溫散失，毛孔自動關閉、血液向體內集中的緣故，這個時候的血壓當然是上升的。在這種狀況之下，患有心臟病的人，有時候會一時無法應付這種突如其來的血壓上升而誘發心臟病。

　　希望大家特別注意的是，在冬天特別寒冷的日子裏，一定要避免突然性地使用冷水、長時間蹲坐在冰冷的廁所內或其他突然讓身體處在寒冷環境等狀況。若此時預防不當，很多患者會因突發性的血壓上升而引發心絞痛。

　　病例報導中常有人在廁所暈倒不起甚至死亡的現象。若一旦暈倒在洗手間，需儘快做急救工作、聯絡救護車、用擔架將患者送進醫院等。

　　在冬季對血壓升高的預防工作非常重要，為了避免身體受到寒冷刺激，洗臉、洗手時應儘量使用溫水。

專 家 提 示

　　在使用便器時，最好在便器上鋪上一層可保溫的墊子。若洗手間無暖氣設備，則要儘量避免長時間呆在洗手間，因為這將容易使自律神經失去規律。

心臟病

——▪ 排便時憋力容易誘發心臟病 ▪——

有人說便秘是萬病之源。便秘對心絞痛、心肌梗塞等心臟病患者也是一大要敵。

血壓容易因排便時的憋力而上升，引發心絞痛，使患者在廁所內暈倒。這種例子在日常生活中常常有所耳聞。即使是一般正常的人，在排便憋力時，血壓也會上升到200毫米汞柱左右。

此外，便秘時腸內氣體會有異常現象發生，時常會出現腹部膨脹。如此一來，橫膈膜便被往上頂，進而壓迫到心臟，導致心悸、心律不整的發生，有時候還會引發心絞痛。

便秘在年輕女性中是常見的。到了中年變成慢性便秘時，就需要特別注意了。在慢性便秘的背後，往往隱藏著大腸腫瘤等嚴重疾病。

無論如何，心臟病患者絕對要避免便秘。

首先，最重要的就是排便習慣。針對這一點，飲食內容也應該要注意。此外，規律性的生活也是非常重要的。尤其是睡眠不足時最容易引起便秘，應當避免。

專 家 提 示

容易便秘的人，除了在醫師指導下服用適量的瀉藥外，應儘量避免排便時憋力。

坐辦公室的人容易患心臟病

　　心臟病分為許多種。一般而言，腦力勞動者較體力勞動者容易患心臟病，尤其易患因冠狀動脈疾病引起的心絞痛或心肌梗塞。代表性的職業有公司職員、管理者、醫師、律師、大學教授等。據報導，經常運動的人很少患心臟病。因此，運動量不足是患心臟病的一大要因。

　　適量的運動，尤其是步行，可以防止動脈硬化，抑制血壓上升。那麼，步行和心臟病之間到底有什麼關係呢？

　　因果關係至今還不是很明確。不過，最近的一個研究報導發現，運動可以增加良性膽固醇（HDL）的含量，並且有助於血液的循環。隨著運動而上升的HDL，對於動脈硬化的預防有相當好的療效。所以，伏案久坐、以車代步的生活對健康是非常不利的。

　　另外，運動量不足，熱量的消耗也就相應減少，不僅能引起肥胖，還增加了心臟病發作概率。所以，盡可能地多運動是相當重要的。

1. 上班前的簡易體操

　　這裏建議大家在上班之前，活動身體做些簡單的體操。現在已經有許多公司在某些固定時間裏讓全體人員一起做體操。若是公司沒有這些習慣，也可以自己活動肩膀、搖搖頭、跳一跳，讓血液循環加快，頭腦更清醒。

2. 利用桌子、椅背做伸展體操

　　坐辦公室的人常常會有同一姿勢固定不變的傾向。有

這種傾向時,肌肉便會產生緊張。為了消除肌肉緊張,活動不常運動到的部位肌肉不妨利用桌椅,做些簡易的體操,活動一下筋骨。

3. 改變氣氛,消除疲勞

一般人能集中精神工作的時間在 30～60 分鐘,也會因個體的差別而有所不同。不過,基本上只要超過這個界限,工作效率便會下降。

一旦發覺工作效率低下時,趕緊放下手上的工作,有意識地活動活動身體,改變一下氣氛吧!

4. 捨電梯多利用樓梯

在公司內部走動時,儘量避免使用電梯,而應多利用樓梯。

那些從事伏案工作的人,不要一味地坐著,要經常地站起來走動走動,以免脊椎病、心臟病等各種疾病。

心臟不好的人不適合的職業

有心臟病但卻無自覺症狀的人,若從事輕度勞動的工作,身體還勉強可以承受;但若是從事重度勞動的工作,

便會導致一些症狀出現，因此最好還是從事不需要體力勞動的職業。當然，聽從醫師的指示也是必要的。

心臟不好的人，只要不過度勞累，不從事責任較重的工作，一般還是可以和正常人一樣工作的。不過，充分的睡眠和休息是非常重要的。

依據心臟病程度的不同，不同的人都有其適合及不適合從事的職業，千萬要注意！

1. 心力衰竭患者

不適合的職業有室外勞動業，如土木工程人員、船員、漁民、農民以及各種職業運動選手。因為這一類以體力勞動為主的職業，只會更加惡化心力衰竭的症狀。

2. 心絞痛和心肌梗塞的患者

不適合的職業是高度緊張、容易產生壓力的職業。譬如飛機、公共汽車和計程車駕駛員之類的工作最好避免。個人方面也應儘量避免開車。

專 家 提 示

同樣的道理，只要曾經有心肌梗塞病史的人，最好更換職業，從事精神方面負擔較少的工作。當然，當事人下意識地回避壓力的努力也是很重要的。

心 臟 病

常上夜班的人小心心臟病

常上夜班易引發心臟病，因為控制心臟的神經總是保持著有規律的變化，到了晚上神經活動不像白天那麼活躍。

米蘭大學的菲朗博士說，這好像你在冷天啟動汽車一樣，引擎還沒有預熱，就以最快的速度啟動。而且，神經活動規律會阻礙人體生物鐘隨著工作時間的變化而變動。所以，這也是那些倒班工作的人容易患心臟病的原因。

心臟病的誘因之一
——高血壓的六大危險信號

由於飲食結構的改變和沉重的工作壓力，高血壓越來越呈現出年輕化的趨勢，但有些人總是不以為然。要知道，如果血壓控制不好，隨之而來的就是腦中風和冠心病。因此，掌握高血壓的早期信號，將有助於預防冠心病的發生。那麼，高血壓有哪些早期信號呢？

1. 頭　痛

頭痛是一大危險信號，也是高血壓經常出現的症狀。多發生在後腦，還伴有噁心、嘔吐等症狀。

誘發頭痛的原因有很多，有的是因為過度緊張引發的，有的是高血壓本身引起的。

　　如果你經常感到頭痛，而且很劇烈，同時又噁心作嘔，就可能是向惡性高血壓轉化的信號。所以，千萬別忽視了頭痛這個危險信號。

2. 眩　暈

　　如果你感到有眩暈的症狀，可能是高血壓在作怪。這種症狀多易發生在女性患者身上，可能會在她們突然蹲下或起立時發作。尤其是在出去遊玩的時候，更要注意防止高血壓的發生。

3. 耳　鳴

　　有的人根本不把耳鳴當回事，要知道如果雙耳耳鳴且持續時間較長，也是高血壓的症狀。

4. 心悸、氣短

　　如果感到時有氣短的現象出現，那要當心了，可能是誘發了由高血壓導致的心臟病。

5. 失　眠

　　經常性的失眠，多表現為入睡困難、早醒、睡眠不踏實、易做噩夢、易驚醒等，這也是高血壓的一種症狀。

6. 肢體麻木

　　常見手指不靈活，且會出現麻木感。身體其他部位也可能出現麻木，還可能感覺異常，甚至半身不遂。如果你感覺到手腳麻木的話，一定要到醫院做個檢查。

心 臟 病

 專 家 提 示

血壓會隨著氣溫的變化出現波動，從而導致頭痛的出現。天氣變暖往往會使睡眠減少，進而導致精神狀態不佳，引發頭痛。

這時應到醫院查明病因，不要單純依靠止痛藥進行治療，以免延誤病情。

世界衛生組織的血壓標準值

通常所說的血壓，是指由心臟送出的動脈血壓。

世界衛生組織（WHO）將其標準值設定為最大血壓（心臟收縮時的血壓）139毫米汞柱以下，最小血壓（心臟擴張時的血壓）則在89毫米汞柱以下。當最大血壓超過或達到140毫米汞柱、最小血壓超過或達到90毫米汞柱，稱作高血壓。

血壓因季節的關係，一天之中會產生許多變化，這種現象是非常普遍的。所以，只憑一次的測定無法做出正確的判斷。

瞭解自己的正常血壓是維護健康的基礎。因此，在醫師的指導下，在正常的狀態下定期地接受血壓檢查是必要的。

高血壓老人冬季洗澡七忌

高血壓是誘發心臟病的重要因素之一，而冬天又是發生心臟病的高峰期，每年冬天都會有10%～20%的高血壓老人在洗澡時發生腦血管意外。

其實，意外的發生，並不在於洗澡本身，而在於洗澡的方法不當。因此老人在冬天洗澡時，應注意以下七忌：

1. 空腹洗澡

在洗澡之前，一定要吃點東西。尤其是老年人，因為洗澡本身就是個消耗能量的過程，而老年人糖原儲存量較青年時少，容易因血糖過低而發生低血糖性休克。

2. 水溫過高

有的人在冬天洗澡喜歡用很熱的水，一是因為可防冷，二是因為用熱水洗澡可解乏。但是，如果水溫過高的話，則會引起心跳驟然加快，血壓在短時間內升高，但隨後會由於全身皮膚血管擴張，使血壓驟然降下來。

血壓快速升降對心腦血管疾病患者來說，都是極其危險的。所以老年人洗澡時，水溫最好與人體體溫相似。

3. 浴室內外溫差太大

浴室外溫度太低，而浴室內溫度太高，溫度的落差，會使血壓驟然升高或者降低，進而增加高血壓患者發生意外的概率。

4. 在水中久泡

在熱水中久泡，毛細血管擴張容易引起大腦暫時性缺血，有時還會出現暈倒現象。所以，泡澡時間最好控制在半小時以內。

5. 飽餐後立即洗澡

如果飯後立即洗澡，會因氣溫的升高導致皮膚血管擴張，使得胃腸道中血液減少，從而妨礙食物的消化和吸收。所以在餐後1小時後洗澡比較合適。

6. 洗澡過勤

對於老年人來說，如果洗澡過勤的話，會使皮膚因缺乏油脂而變得粗糙、乾燥，皮屑增多，所以，老年人在冬季1週洗一次澡即可。

7. 洗澡時間不宜過長

洗澡間一般悶熱且不通風，在這種環境中，人的代謝水準較高，極易缺氧、疲勞，老年冠心病患者更是如此。因此，冠心病較嚴重的患者應在他人幫助下洗澡。

 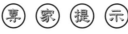

此外，有嚴重高血壓病的老人浴前可以預防性地服藥，以防洗澡中出現意外。

老年人預防心臟病六法

對於心臟病的預防，除了求醫問藥以外，良好的生活準則也是必不可少的。以下就介紹六條好的生活準則：

(1)瞭解自己的性格、行為模式，採取樂觀的處世態度，保持心情舒暢。

(2)避免精神緊張，消除疲勞，平時可以練氣功、打太極拳，以修身養性。

(3)提防心臟病的先兆，當出現失眠、頭暈、胃痛等不適時，應引起警惕。

(4)要保證充足的休息時間，不要超負荷工作；即使回家做家務，也應放慢節奏。

(5)平時要與家屬、親友保持聯繫，建立溫馨和諧的生活氛圍。遇到不愉快的事情，應多與朋友談談心，以宣洩心中的煩惱。

(6)根據自己的興趣、愛好，利用節假日與家人一起外出旅遊，共度美好時光。

►如何預防心肌梗塞的發生？◄

在日常生活中，我們常會遇到有些冠心病患者上了一趟廁所，或者是打牌打得高興時，突然一頭栽下起不來了；有的白天還在正常工作，或睡覺前還是好好的，夜間

心 臟 病

卻突然死去了；有些心肌梗塞的患者即將康復出院，卻突然死亡。上述情況統稱為猝死，為冠心病的臨床表現形式之一，多由於冠狀動脈急性病變，導致心肌缺血，誘發致死性心律失常，如室顫等。要預防心肌梗塞，應在日常生活中注意以下幾點：

(1) 不搬抬過重的物品。如果搬過重的物品，就必然要彎腰屏氣，這和大便時用力屏氣是類似的，用力屏氣是老年冠心病患者誘發心肌梗塞的常見原因。所以，在搬抬過重的物品時，可請別人來幫忙搬一下。

(2) 進行適當的體育運動，但要避免過於激烈的體育運動。

(3) 注意氣候變化。冬季是冠心病的高發期，因為天氣寒冷，容易使冠狀動脈發生痙攣並繼發血栓而引起急性心肌梗塞。另外，持續低溫、大風、陰雨是急性心肌梗塞的誘因之一。所以，在遇到寒流天氣時，應注意添衣保暖，以防冠心病發作。

(4) 如果你是一名冠心病患者，那麼日常生活中的各種保護措施就顯得非常重要，同時要瞭解和識別心肌梗塞的先兆症狀並給予及時處理。

(5) 避免精神高度緊張和過度興奮。冠心病患者平時不宜打麻將，不宜觀看驚險的電影、電視劇和球賽。遇到喜事時，不要過於高興；遇到傷心事時，不要過度悲傷。

(6) 避免情緒過度激動。遇事不要著急，保持心理平衡，生活要有規律，不要過於緊張激動，切忌與人大吵大鬧。

(7) 保持大便通暢。注意合理飲食，保持排便通暢，避

免用力屏氣排便。因為，用力屏氣這些動作，會增加心臟
負擔，使血壓升高，或由迷走神經誘發心臟驟停而猝死。

(8) 儘量減少洗澡次數。洗澡次數不宜過多，不宜在
人多的澡堂洗澡，洗澡時間不應超過15分鐘，不要在熱水
中久泡，洗畢要注意保暖。

(9) 控制體重和忌暴飲暴食。體重超重20％的冠心病
患者突然猝死的概率會比普通人增加1倍；而暴飲暴食，
尤其是晚餐吃得過飽也是導致猝死的常見原因。

(10) 注意防寒保暖。在寒冷的冬季，特別是氣溫驟降
時要注意保暖，要隨氣候變化增減衣服。避免逆風走路，
夜間應儘量減少去廁所的次數。

(11) 消除或控制冠心病的主要易患因素，如高血壓、
高血脂症、糖尿病等，應積極防治冠心病，並要嚴格戒菸
限酒。

(12) 藥物預防。在醫生的指導下，應堅持長期服用β
受體阻滯劑和抗血小板聚集劑，如美多心安、腸溶阿司匹
林等，以減少心肌耗氧量及防止血栓形成。

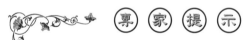

專 家 提 示

　　如果發現患者有心肌梗塞的症狀，必須認真
對待。首先要臥床保持安靜，同時做好送往醫院
的準備。送往醫院的交通工具一定要平穩、舒
適，患者應避免走動，條件允許的話，最好選擇
擔架，在運送途中要不斷地給患者口服硝酸甘油
等擴冠狀動脈藥。心肌梗塞先兆得到及時處理的
患者，有的可免於發生急性心肌梗塞。

心臟病

心肌梗塞發生的「魔鬼時間」

　　心肌梗塞也有預發的時間，如果在心肌梗塞發生之前能及時用藥，這樣就會減少猝發心腦血管病的概率。心肌梗塞發作的時間一般在一天中有兩個高峰期：起床後1～2小時和此後的10～12小時，一般是起床後1～2小時最為明顯。這兩個高峰期也被稱為冠心病發作的雙高峰規律，和高血壓的發病時間也有點相似，即早晨7～9點和下午3～5點時血壓往往會升高。所以說，掌握了心肌梗塞的發病規律，對於有效防止心肌梗塞有著重要的意義。

　　早起早睡，生活規律，能有效地降低心肌梗塞的發生。當然，再配合藥物的治療，將更能避免這種危險，一般的藥物要在24小時以後才能達到治療效果。所以，一天一次的藥物應在早晨6點服用，一天兩次的應在早晨6點和下午3點服用，一天三次的應在早晨6點、中午12點、下午5點服用。這種服用藥物的時間可抑制雙高峰的出現，減少猝發心臟病和中風的概率。

　　當然，根據冠心病發作的雙高峰規律，在鍛鍊時也要注意時間，應將傳統的晨練改為晚9時鍛鍊。晚9時鍛鍊不僅避開了雙高峰的發病期，還可促進血液循環，降低發病隱患。而且，有些人的心臟病突發就是因晨練不當所致。所以，鍛鍊也要適度，不可盲目鍛鍊。

　　早起後可散步、做操，晚鍛鍊時可根據自身情況選擇適宜的項目進行，一般以40分鐘為宜。對於老年患者來說，更要在醫生的指導下進行鍛鍊。

━━━▶ 心臟病患者外出旅遊四注意 ◀━━━

對於心臟病患者而言，外出旅遊可以陶冶情操、鍛鍊體力，對身心健康都十分有益。

所以，心臟病患者偶爾出去散散心，對病情的恢復大有幫助，但一定要注意根據自己的健康狀況，選擇合適的旅遊項目，並應注意以下幾點：

1. 病情嚴重的心臟病患者不適宜旅遊

心臟病嚴重的患者，要避免爬山、游泳等劇烈活動；不宜旅行，只在住的地方附近活動活動即可。另外，心肌梗塞康復期的患者，3個月內不能進行長途旅遊。

2. 外出旅遊前，應先到醫院做一次全面檢查

即使身體狀況允許外出旅行，也要到醫院做個全面的檢查，並徵求醫生的意見，比如適不適合長途旅行、旅遊範圍等。而且旅遊時一定要有人陪同，並隨身攜帶常用的急救藥，如硝酸甘油片、速效救心丸、異搏定、安定膚和地高辛等。

3. 旅途中應避免過度疲勞

心臟病患者外出旅遊時每天活動時間不宜超過6小時，睡眠時間也不應少於8小時。

時間和日程安排上不要使患者感到過度緊張和疲勞，要使患者保持愉快的心情旅遊。在旅途中，根據自己的身體狀況活動，活動強度宜弱不宜強，要注意適時休息。

4. 隨身攜帶必需的藥品，發病時應及時就醫

有些人外出旅遊時容易暈車、暈船和患胃腸炎等，這些疾病如果不能得到及時的治療，極有可能引發心臟病。

所以，在旅途中要隨身帶上乘暈寧、安定和氟哌酸等必備藥。如果發現有心臟病症狀，一定要及時就醫，切勿拖延。

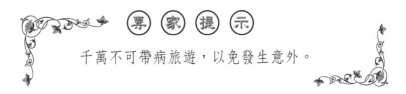

專 家 提 示

千萬不可帶病旅遊，以免發生意外。

━━━━━ ▪ 男性預防心臟病七招 ▪ ━━━━━

男性患心臟病的概率要大於女性，故對於男性來說，預防心臟病的發生就更為重要。

1. 每週跑步或行走4次，每次30分鐘左右

生命在於運動，每週累計花2小時以上鍛鍊的中年人，會比同年齡不運動的人患突發心臟病的概率小60%。

2. 如果體重超重，可嘗試著減肥，以減掉5～7.5公斤為最佳

因為體重減輕5公斤以上，可使心臟病發病概率減小16%。體重超重者要比體重正常者平均提前 3.6 年發生心臟病，且肥胖患者比正常患者平均少活 8.2 歲。

3. 一天喝 8 杯水

多喝水的人比每天只喝一兩杯水或者喝水更少的人患心臟病的概率低54%。因為水可以稀釋血液，讓血流暢通無阻，使血液不那麼容易凝結成塊，有效地防止了疾病的發生。

4. 早飯時喝一碗全麥片粥

全麥片粥含有大量的葉酸，有關專家認為，每天攝入大量葉酸可降低心臟病發生的概率。

5. 數到10

如果遇到緊急情況，不要生氣，要給自己一個數到10的緩衝機會。因為經常發火的人比正常人患心臟病的概率要高出3倍。

6. 經常吃西瓜

為什麼要經常吃西瓜呢？因為西瓜中含有比番茄中高40%的番茄紅素，可以使心臟病發生的概率降低30%。

7. 從喝咖啡轉為喝茶

如果你有喝咖啡的習慣，那麼，從現在開始就把咖啡換成茶吧。因為每天喝3杯茶的人，心臟病的突發概率比從來不喝茶的人低一半，可見喝茶可以有效地預防心臟病的發生。

心 臟 病

心臟病對人體的健康造成了嚴重的危害,男性更是其高發人群。所以,男性更要珍愛自己的心臟。

男性捐血少易患心臟病

有專家認為,成年男性,如果每年捐血550毫升,則可將心臟病的發病概率降至86%。男性到了40歲以後,由於體內積存大量的脂肪,許多人的血脂處於較高水準,定期捐血則可降低血液的黏稠度,也就減輕了患動脈硬化的隱患。

如果人體內鐵的含量超過正常值的10%,也可能誘發各種疾病,如腫瘤、心肌梗塞等。所以,定期捐血也就減少了血液中鐵的含量,進而也降低了心肌梗塞的發病率。

七招保護女性的心臟

雖然女性心臟病的發病概率比較低,但女性的心臟同樣需要呵護,以下七招可以幫助女性朋友有效地預防心臟病。

1. 控制腰圍

女性到了一定的年齡就會發胖，腹部的贅肉恣意橫生。這個時候，女性朋友就要警惕了，過多的脂肪會侵入血管，導致血管中酸性脂肪過多，引發動脈栓塞，進而導致心臟病的發生。所以說，如果女性朋友的腰圍超過2.3尺，就應引起足夠重視。最好把腰圍控制在2.1尺左右。

2. 吃多彩食品

經常吃一些色彩鮮豔的食品，如菠菜、胡蘿蔔、桃、草莓等富含抗氧化劑和纖維的食物，有保護心臟的功能。

3. 適量喝紅酒

經常喝紅酒，不僅可以延年益壽，而且可以預防血壓和甘油三酯過高。所以，一個愛「心」的女人，應該每天喝一杯紅酒。

4. 每天運動0.5～1小時

高血壓是誘發心臟病的重要因素，經常性的運動有助於降低血壓，保護心臟。

5. 每週吃兩次魚

魚類脂肪含量較少，蛋白質的含量卻很高，每週吃兩次魚，既能滿足想吃肉的慾望，也能達到減肥的目的。

更重要的是魚中的脂肪酸能降低患心臟病的概率，尤其是鯖魚、虹鱒魚、鯡魚、沙丁魚、長鰭金槍魚和鮭魚等更能有效防止心臟病的發生。

6. 少吃鹽

要想將血壓控制在120/80毫米汞柱左右，就必須少吃鹽。

7. 把握時間優勢

女性患心臟病的時間要比男性推後10年，女性在這10年中，有足夠的時間改變生活中的壞習慣，以保證心血管健康。

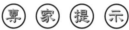 專 家 提 示

　　不要以為心臟病是男性的專屬疾病，其實心臟病也經常對準女性「下手」，而且常不為醫生事先測知，是個不折不扣的隱形「殺手」。所以，女性也應該關注自己的心臟。

經常服用避孕藥的女性
心肌梗塞的發生率高

　　本來女性不易患冠狀動脈疾病，特別是心肌梗塞在年輕女性中更是極其少見。但如果常服避孕藥，無論多麼年輕的女性也容易患心肌梗塞，這已成為嚴重的社會問題。

　　現已查明，服用避孕藥後，血液變得容易凝固，血管壁也變得脆弱。常服避孕藥，在血管壁上就易發生血液凝

固，形成血栓，如果在冠狀動脈發生阻塞，就會引起心肌梗塞。

愛「心」的七種方法

方法一　與醫生合作，戰勝疾病

患者與醫生的關係如同登山者與嚮導的關係一樣，嚮導不僅瞭解山的狀態、路途，而且具有預防天氣變化等知識。好的嚮導能給您帶來安全。所以，患了心臟病一定要請精通心臟病的專業醫生治療。

方法二　知彼知己，百戰百勝

清楚地瞭解自己的心臟和身體狀況，只要沒有額外負擔，心臟病就不會發作。總是無用地過分擔心而患上心臟神經官能症就麻煩了。

消除擔憂，牢記要點去做，就可避免不必要的危險。

方法三　注意生活方式

因心臟的代償能力下降，生活要與病情相適應。如100馬力的汽車則要開70馬力；以前能開時速200公里，現在最快只能時速60公里。要面對現實，不要勉強。

心絞痛發作不但痛苦，而且可能導致死亡。有的雖無自覺症狀，但仍有心肌缺血發生。如果不想給心臟增加過

多負擔，就一定要注意自己的生活方式。

方法四　注意季節的變化

寒冷的冬季，北風呼嘯，早晨身體尚未完全蘇醒，此時到戶外活動，身體在寒冷的刺激下，血壓會上升，快步行走時心率亦加快，心絞痛就會在此時發作。

炎熱的夏季，過多的運動會造成身體脫水，脫水會使冠狀動脈形成血塊、血栓，這樣容易發生心肌梗塞。

方法五　養成逍遙自在的性格

有人問你是A型性格還是B型性格時，就會想到A、B、AB、O型血型吧？其實對方指的是人的行為模式。

「行為模式」是心臟病的危險因素之一，這也是心臟病的特徵。心理學者對心臟病患者的活動和疾病的發作進行了分析、分類，認為A型性格的人比B型性格的人更容易患心臟病。A型性格的人充滿自信，有活力，精力旺盛；B型性格的人則相反，悠閒安靜，與世無爭，不想出人頭地，會照顧家庭。

行為模式是由天生的性格和後天的學習經歷所決定的。

方法六　安排好工作和休息的節奏

你知道生物鐘嗎？生物有自然固有的節奏，白天與晚上、吃飯時間、工作和休養、每週計畫等。這種節奏紊亂時，身體狀況就會變差。長期加班工作、與同事飲酒到天亮、飲食不規律等都會誘發心臟病。

方法七　緩解壓力

我們不斷承受著各種各樣的壓力，這些壓力積累下來就會出現慢性疲勞綜合徵、神經衰弱。因此人們越忙越要注意緩解壓力的方法。

適度的運動是十分重要的，每週至少做兩次運動的人就不容易患身心疾病。轉換心情，投身到自己感興趣的活動中去，是化解壓力的好方法。

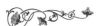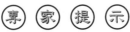 專 家 提 示

除了先天性心臟病之外，大部分心臟病都是由於不良的日常生活習性和心理引起的。保護心臟，從身心做起。

 花絮

心臟被「謀殺」的致命細節

在許多人意識裏，戒菸戒酒、少吃油膩食物就可避免心臟病發生。殊不知，在日常生活中很多細節也會導致心臟病的發生。

（1）在別人吸菸的環境中待的時間過長，如果一週超出三次，每次都在30分鐘以上，那麼患心臟病的概率比很少被動吸菸的人高26%。

（2）怒斥會對心臟造成巨大的衝擊。

（3）壓抑憤怒會加大對心臟的壓力，如果發洩出來，會使心臟感到舒適，降低心律不整、心絞痛發生的概

心臟病

率。

（4）精神壓力大的冠心病患者比精神壓力小的患者死亡的可能性要大3倍。所以，在工作之餘，要讓自己儘量放鬆，緩解壓力。

（5）忌胸前口袋放手機。有的男性喜歡把手機放在上衣左邊的口袋裏，這樣很容易產生輻射，對心臟不利，且在手機開啟的瞬間，也最好遠離身體。

（6）忽視感冒發熱。感冒發熱時，對心臟功能的影響也很大，易誘發心律失常。

（7）肆無忌憚的節食計畫。體重波動非常大會導致心臟虛弱。

（8）霧天在戶外運動。在霧天裏鍛鍊會阻斷血液中氧的供應，從而使血液更容易凝結。

（9）缺乏運動疾病多。有資料顯示，終日渾身懶洋洋的男性比經常參加鍛鍊的男性患心臟病的概率要大28%。

（10）遠離朋友。在工作中朋友少的人，其心率快，血壓也最不健康，所以，在工作中儘量多接觸朋友。

預防瓣膜性心臟病有方法

瓣膜性心臟病嚴重地影響著人們身體的健康，那預防瓣膜性心臟病有什麼方法嗎？

(1) 休息。不管是什麼心臟病一定要注意休息，當然

不只是體力方面的休息，也包括精力方面的調整。在症狀不明顯時，可以做些較輕的工作，但不要參加重體力勞動，以免增加心臟負擔；如果症狀比較嚴重，且伴有瓣膜性症狀時，應絕對臥床休息，一切生活均應由家人協助。

(2) 謹防呼吸道感染。呼吸道感染容易引起風濕活動，加重病情。所以，室內空氣一定要清新，室內溫度一定要適宜。

(3) 服用利尿劑者應吃些水果，如香蕉、橘子等。

(4) 如需拔牙或做其他小手術，術前應採用抗生素預防感染。

(5) 積極有效地根治扁桃體炎、齲齒和副鼻竇炎等慢性病灶，可預防和減少瓣膜性心臟病的發生。

瓣膜性心臟病是風濕病的後果，積極預防甲型溶血性鏈球菌感染，是預防本病的關鍵。當然，加強體育鍛鍊，也能起到有效的預防作用。

頸圍愈粗愈易患心臟病

頸圍和腰圍一樣都可以顯現出一個人心臟的好壞，從脖子粗細可以看出未來患心臟疾病的概率！有些人的腰圍較細，但頸圍粗大，這樣患心臟疾病的概率比頸細的人高許多。

頸圍愈粗，心臟風險因子也愈明顯。頸圍每增加近3

心 臟 病

公分，男性體內血液中的好膽固醇值，就減少2.2毫克，女性則減少2.7毫克。

如果男性好膽固醇值低於40毫克，女性好膽固醇值低於50毫克，則患心臟疾病的概率比較高。

━━━▪夏季冠心病的預防措施▪━━━

1. 做好三個半分鐘

如果在夜間要方便，最好先在床上躺半分鐘，然後坐起半分鐘，再雙腿下垂半分鐘，這樣能有效防止許多致命性意外事故的發生。

2. 膳食是關鍵，紅、黃、綠、白、黑一樣不能少

膳食是預防冠心病的關鍵，那紅、黃、綠、白、黑都指什麼呢？

紅當然是指紅葡萄酒，每天飲適當的紅酒不僅能預防衰老，還有助於預防冠心病；黃是指黃色蔬菜，如胡蘿蔔、紅薯、番茄等；綠指綠葉蔬菜；白指燕麥粉、燕麥片，每日50克，能有效降低血甘油三酯、膽固醇；黑指黑木耳，每日5～10克，對降低血黏度、膽固醇有明顯效果。

3. 補水首選綠茶

夏天由於出汗多，所以更需要補水。而心腦血管病患

者發病，多與出汗過多、未及時喝水、血液濃縮有關。綠茶能有效地防癌、防動脈粥樣硬化，是夏天補水的首選。

4. 暴飲冰水，小心心梗猝發

大量的飲用冰水，容易誘發心絞痛、急性心肌梗塞。

5. 午睡半小時，冠心病少三成

有資料顯示，每日午睡半小時者比不午睡者冠心病死亡率降低30％，其原因與午睡時血壓下降、心率減慢，白天的血壓高峰出現一段低谷有關。

（專）（家）（提）（示）

冬天是誘發心臟病的高發期，但並不能說明夏天就沒有必要做好防範心臟病的準備，夏天同樣要有防範意識。

───• 有心臟病的產婦自然分娩好 •───

有人說心臟不好的女性不能要孩子，其實大多數有心臟病的女性可以妊娠，並且也能自然分娩。

實際上，不能妊娠的心臟病患者只有2％，不要自己主觀臆斷，應向專業醫生諮詢。

心臟病患者是否能妊娠，要根據其心臟功能來確定，而不是根據心臟病的類型。由於妊娠時心臟負擔加重，所

心臟病

以心臟能否承受得了額外增加的負擔是關鍵問題。

妊娠本身是生理現象，由於妊娠使母體體重增加，心臟負擔加大，心輸出量增加40%～50%，到妊娠36週（9個月）達到高峰，而在妊娠末期心輸出量就減少了。

在分娩時發生急性心衰的情況是罕見的，但如果同時併發妊娠高血壓綜合徵、急性感染、大量出血等，則易誘發心衰，對此應提高警惕。

妊娠期間應注意以下事項：

(1) 瞭解自己的心功能情況，做運動以不感到疲勞為度。

(2) 如有新的症狀出現，應向醫生諮詢。

(3) 患有心臟病的孕婦，體重增加不應超過7公斤，所以必須每天測一次體重。

還應注意平衡飲食，食物以蛋白質為主，攝取的鹽分及水分應盡可能少。

以前，心臟病患者在分娩時都採用剖宮產，那是由於擔心分娩時的痛苦能加重心臟負擔。但實際並非如此，現在人們認識到自然分娩預後很好。妊娠和分娩都是生理現象，莫不如就採取自然的分娩方式。

專 家 提 示

妊娠時易發生危險的心臟病患者中，95%是瓣膜性心臟病，其中二尖瓣病變占絕大多數。這類患者在妊娠時，婦產科醫生應與內科醫生密切協作，早做預防，根據妊娠的情況給予處理。

心臟病的治療與急救措施

　　許多心臟病患者在心臟病突發時，竟然束手無策，不知所措，最後延誤了治療時機。冠心病患者如果不能及時得到適當的治療，堵塞的血管就會導致心肌壞死。嚴重的心臟病突發狀況比身受槍傷還要危急，心臟科醫生稱緊急搶救的時間為「黃金1小時」。如果心臟病患者和家屬平時對病情有足夠的重視，採取恰當的措施，就會為此後的急救和治療贏得寶貴的時間，則可最大限度避免不幸的發生。

心臟病

測測你會發生心肌梗塞嗎？

心血管病是當今世界上病死率最高的疾病，其中心肌梗塞威脅最大，而是否會患心肌梗塞，並非不可預測。國外醫學家針對發生心肌梗塞的種種因素，設計了一份自測表，只需「對號入座」給自己打個分，就知道心臟有沒有梗塞的危險。

(1) 年齡：20～30歲——1分；31～40歲——2分；41～50歲——3分；51～60歲——4分；60歲以上——5分。

(2) 性別：女性1分；男性2分。

(3) 家族史：親屬沒有人患過心肌梗塞——0分；有一個親屬在60歲後患心肌梗塞——1分；有一個親屬在60歲前患心肌梗塞——3分；有兩個親屬在60歲前患心肌梗塞——5分；有三個親屬在60歲前患心肌梗塞——8分。

(4) 吸菸：不吸菸——0分；吸菸斗絲3分；日吸紙菸10支——2分；日吸紙菸20支——4分；日吸紙菸40支——8分。

(5) 運動：積極參加運動——0分；適當的體力活動——1分；活動較少——3分；坐著工作，少運動——5分。

(6) 營養狀況：注意適量進食肉類、脂肪、糖和澱粉類食物——1分；吃得比較多——3分；無節制地過分進食——7分。

(7) 生活緊張狀況：生活中不需要經常應付緊急狀況——0分；有時要應急——4分；經常要應付緊張狀況——8分。

(8) 體重：標準體重——0分；超過標準體重5公斤——2分；超過標準體重10公斤——3分；超過標準體重20公斤——5分；超過標準體重20公斤以上——6分。

男性標準體重：〔身高（公分）－100〕×0.9；女性標準體重：〔身高（公分）－100〕×0.8。

(9) 血壓：血壓＜17.2／10.6千帕（130／80毫米汞柱）——0分；血壓＜18.6／12千帕（140／90毫米汞柱）——1分；血壓＜21／12千帕（160／90毫米汞柱）——2分；血壓＜25／12千帕（180／90毫米汞柱）——3分；血壓＞25／12千帕（180／90毫米汞柱）——8分。

測試結果：

9個項目的得分相加，總分不超過10分，不存在患心肌梗塞的危險；11～18分，發病概率很小，但應注意防止分數增長的趨勢；19～25分，發病概率已明顯增加，你必須改掉如吸菸、過度飲食、不愛活動等不良的生活習慣；26～32分，心肌梗塞的死亡率已很高（據美國統計資料，在這個分數段的6個男人中就有1個會因心肌梗塞而死亡）；超過32分，心肌梗塞猝發的概率更大。若處於後兩種分數段，必須請醫生診治，立刻戒掉不良嗜好，適當運動，以增強體質和心臟功能。

以上自測表雖然可能與我國國民的狀況有些差異，卻有很高的參考價值。

心臟病

→ 冠心病患者怎麼度過自己的每一天？←

大量調查的結果表明，冠心病患者如能堅持採取科學的生活方式，認真做好自我保健，不僅會使病情得到改善，還會顯著地延長生存年限，甚至有相當一部分患者與健康人一樣享有高壽。那麼，冠心病患者應該怎樣度過自己的每一天呢？

1. 起床宜緩不宜急

起床時應先慢慢起來，稍坐一會兒，再緩緩地下床，從容不迫地穿衣，使身體的功能逐步適應起床活動。如操之過急，可引起心率和血壓較大的波動。

2. 洗漱宜用溫水

尤其是冬季，用冷水會刺激血管收縮從而使血壓升高，寒冷刺激也是心絞痛發作的常見誘因。

3. 早起宜飲白開水

經過一夜的體內代謝，血液黏稠度增高，是腦梗塞和心肌梗塞的誘發因素。晨起即飲一杯白開水，或喝杯熱牛奶、熱豆漿，可稀釋血液，又可將血液中的代謝廢物儘快排出體外。

4. 心血管病患者適當鍛鍊可改善病情

鍛鍊雖好，但不宜晨練，並且鍛鍊的項目宜柔和，如太極拳、保健操、散步等，時間不宜長，不應超過半小時。運動強度以每分鐘心率不超過130次為宜。若在運動

中出現心慌、胸悶或頭暈時，應立即中止。

5. 大、小便時不要用力屏氣

用力過猛會使血壓驟升而誘發意外。患者應學會排便時的自我放鬆，輕輕用力。便後不要驟然站起。

6. 三餐宜清淡，優質蛋白不可少

蛋白質的攝入量每日每公斤體重不少於1克（可從瘦肉、魚類、雞蛋、牛奶和豆類食品中獲取）。多吃植物油，少吃動物脂肪；新鮮蔬菜不可少。

飯菜做得軟爛一些，以便容易消化吸收。少吃或不吃油炸、生冷和粗糙食品。

7. 血脂高、偏胖者，應適當限制高脂肪和高熱量食物

血脂不高、體質又較瘦弱者，不必限制脂肪，可吃些營養較高又易於消化的食品。病情較重伴有高血壓、水腫、尿少者，應嚴格限制食鹽。

8. 三餐分配要合理

早餐要吃好，午餐要吃飽，晚餐要吃少。尤其是晚餐，切忌不可吃得過飽，以免加重心臟負擔，使病情加重。同時，冠心病患者應特別注意進餐時的氣氛，要吃得輕鬆，吃得愉快。

9. 上街儘量不乘擁擠的公共汽車

過度擁擠和嘈雜可致血壓升高、心率加快。如距離不

心 臟 病

遠，最好步行。出門的時間要寬裕一些，以免趕急路。

10. 午睡半小時

即使不睡也要小憩一會兒，打個盹兒。堅持午休有助於血壓保持穩定，對身體有好處。

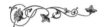

冠心病患者要時刻提防自己的病情發作，從日常生活習慣的點點滴滴做起。

冠心病患者生活細節不可小覷

冠心病是一種慢性病，在合理用藥的同時，更要重視平時的調養。在生活中，一定要注意以下幾個方面：

●**不要生氣** 冠心病患者一定要注意，不能過分激動、緊張，特別是大喜大悲時，容易使動脈血管異常收縮，從而導致血壓上升、心跳加快、心肌收縮增強，這樣就會造成患者缺血、缺氧，誘發心絞痛或心肌梗塞。

●**運動時注意不要超負荷** 冠心病患者不能做劇烈的運動，特別是老年患者。運動時要量力而行。大的體力活動最好別做，以免導致心腦血管急劇缺血、缺氧，誘發急性心肌梗塞或腦梗塞。

●**多喝水** 總是渴了再喝，這是不好的習慣。一定要養成定時喝水的習慣，等到渴了想喝水時，已造成不同程度的「脫水」了。冠心病患者，特別是老年患者的血黏度

高，如果不定時喝水，就會出現凝血傾向，導致缺血或心腦血管堵塞，引發心肌梗塞或腦中風。

●**注意防寒和避免中暑**　冠心病患者在嚴寒季節，一定要注意手部、頭部、面部的保暖，外出活動時，宜戴手套、帽子和口罩。用水時最好用溫水。在夏季，一定要注意別中暑，不要常外出。如果外界溫度高，會使人體血液循環量增多，引發心跳加快，加重心臟的額外負擔。

同疾病長期作戰

心臟病從發作時間上分為急性心臟病和慢性心臟病。

數小時到數日快速發作的稱為急性心臟病。有的僅在數秒鐘內就陷入危險狀態，發病1小時內死亡的稱為猝死。

發作至少數月、數年以至於十幾年以上的，稱為慢性心臟病。多間斷性地出現症狀，有的雖然有病在身，但幾乎沒有症狀。

急性心臟病有的是暫時的，可以立刻好轉；有的可變成慢性心臟病，需要長期治療。

有些治不好的慢性心臟病會突然惡化，出現急性症狀。

輕度的急性心內膜炎、急性心肌炎等疾病可治好，但一般會留有一些損害，即留有後遺症，病情亦可能逐漸加重。

心 臟 病

　　很多心臟病都有慢性發展的過程，如出生時就有的先天性心臟病、各種原因引起的心臟瓣膜病、原因不明的特發性心肌病、發作時出現症狀的心絞痛及急性心肌梗塞等。有的患者因為沒有症狀，也不同醫生商量就自行中斷治療，這是很危險的，甚至有的白白送掉了性命。

  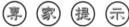

　　瞭解自己的疾病，與疾病長期相處，慢慢治療，這是十分必要的。

花絮 被確診患有心臟病，是否會確認以下事項？

　　很多人在被醫師宣告患有心臟病時，一般反應都相當震驚。驚訝之外，請記得確認下列事項：

(1)病情進展到何種程度。

(2)飲食方面有無不可進食的食物。

(3)運動程度、日常的生活方法。

(4)藥物的服用方法。

(5)下次檢查日期及時間。

(6)發病時可能發作的情況、如何判斷症狀，等等。

正確服用藥物的方法

藥物在市場上銷售前，科研人員要對藥物進行很多基礎試驗和臨床試驗，衛生部門要嚴格審查、監督試驗結果，再決定是否可用於人體。

綜合藥物的治療效果及副作用，以此判斷其有效性，通常需要幾年，甚至十幾年的研究，決定藥物用量和用法，然後藥品才能廣泛應用。

醫生根據試驗結果及其自身臨床經驗來開處方。患者要遵醫囑，按量、按次、按時地正確服藥，如果自行加減用藥量，則不能達到預期效果。藥物要達到一定濃度才能發揮並保持作用，預定起效期間要持續用藥。若大意忘記用藥，可能會發生危險。要從醫生那裏瞭解用藥的理由、時間及以後的治療方法。

也許正規服藥後沒達到預期的效果，這時醫生可能要調整治療方案。調整用藥也無效或用藥效果不良時，就要注意是否存在診斷錯誤。

 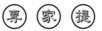

專　家　提　示

用藥時要注意症狀的變化和是否出現副作用，並儘量準確地告訴醫生。患者的用藥情況是進一步診斷治療的依據。

心臟病

急救藥盒裏的常備藥物

　　冠心病患者的急救藥盒內一般應配備硝酸甘油片等治療冠心病的急救藥品，但要掌握正確的使用方法，才能使藥物迅速達到藥效。

藥　名	功　　效	專家叮嚀
硝酸甘油片	用於緩解心絞痛。症狀發作時，舌下含服1片；如含服未奏效，可隔5～10分鐘再含1次；如連續3次含服無效時，應採取其他措施。應取半臥位或坐位含服，青光眼患者禁用。	值得注意的是，急救藥盒裏的藥物保質期都很短，還容易因受潮、氧化等而失效。因此，需每隔半年左右更換一次藥品，以防失效。如硝酸甘油片顏色變黃，放在嘴裏有麻刺的感覺，或使用後效果不佳時，應及時更換。
麝香保心丸	具有芳香開竅的純中藥製劑，具有明確的擴張冠狀動脈作用。心絞痛發作時，舌下含服1～2粒，數分鐘內便可起效；它還可作為常規的擴冠藥物，每日3次口服，不良反應極小。	
硝苯地平	用於變異型心絞痛或伴有血壓增高的患者。部分患者服後可能會有頭痛、頭暈等症狀，停藥後便可自行恢復。	

硝酸甘油貼片	血管擴張藥，尤適用於夜間心絞痛發作。休克和低血壓引起的虛脫患者禁用，青光眼患者忌用，急性心肌梗塞者慎用。	
硝酸異山梨酯（氣霧劑）	心絞痛發作時，只要對著口腔噴1～2下，就能迅速起效，不良反應小，攜帶方便，有效期1年。	

■ 心臟按壓的常見錯誤 ■

　　當你的家人或朋友突發性心臟驟停時，最緊急的是做胸外心臟按壓。但是，如果胸外心臟按壓操作不標準，常會導致併發症的發生。

　　常見的錯誤有：

　　(1) 按壓部位不正確。由於把握不住心臟的具體位置，很容易出現錯位，或靠上或靠下，或靠左或靠右。不正確的按壓不僅對急救心臟病無濟於事，還很容易導致其他併發症的出現，比如向下錯位，則容易使肝臟受衝擊破裂或胃部受壓導致嘔吐；向左或向右錯位時，因手指沒有翹起則易導致肋骨骨折及連枷胸，引起氣胸、血胸。

　　所以，準確的按壓對搶救心臟病患者是十分重要的，一定要按照標準的方法進行定位。手掌根部的長軸應與肋

心臟病

骨的長軸平行，不要偏向一旁，手指、手心翹起，避免接觸和按壓肋骨或肋軟骨。

(2) 肘部彎曲，致使用力不垂直，導致按壓深度達不到4～5公分。

所以，按壓時雙臂一定要繃直，雙肩在患者胸骨上方正中，垂直向下用力按壓。

(3) 不管採用何種按壓方式，按壓時一旦離開胸骨定位點，導致下次按壓部位錯誤等情況，均有可能引起骨折。

正確的方法是垂直向下用力，平穩緩慢，有規律地進行，且不能間斷，按壓與放鬆時間應大致相等。舒緩有致，儘量讓心臟放鬆，但手掌根部不要離開胸骨定位點。

(4) 放鬆時手掌仍按壓著心臟，致使心臟未能充分鬆弛，仍在承受一定的壓力，影響血液回流，導致按壓沒有起到一定的效果。

(5) 雙手手掌不能交叉放置，而要重疊放置。此外，按壓時要注意不要加快或放慢兩手掌，這樣很容易影響按壓效果。

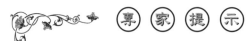

專 家 提 示

當心臟病突發、心臟驟停時，對患者做心臟按壓是非常重要的一個過程，如果及時，則可挽救患者的生命。但是，一定要掌握正確的方法，否則必然失敗。

心肌梗塞的「星期一現象」

星期一發生心肌梗塞的人比一星期中其他任何一天都多20%，再加上週末的酒宴和週末過後重新上班的壓力，更易導致星期一發生心肌梗塞的人增多，這種現象被稱為「星期一現象」。

據統計，50歲以下沒有心臟病史的女性，死於星期一的比死於其他日子的多20%；50歲以下沒有心臟病史的男性，死於星期一的比死於其他日子的多19%。

在整個星期中，發病率僅次於星期一的是星期四，其餘依次是星期六、星期二、星期三、星期五。總體而言，星期一的發病概率高於其他日子平均數的40%。當然，對於已退休和不工作的人而言，一星期內每天的發病概率沒有差別。

► 心臟病抗心衰治療的誤區 ◄

心臟病是一種常見病，絕大部分人都採用家庭治療法，因為家庭治療法方便、快速，受到很多人的歡迎；但心臟病治療的某些藥物毒副作用較大，若是步入了誤區，就有可能導致嚴重後果。

那麼，心臟病患者在用藥中存在哪些誤區呢？

心 臟 病

1. 不去醫院就診,光憑自我感覺用藥

有的心臟病患者不去醫院做定期檢查,對自己病情也不太瞭解,即使患了心衰也不知道,完全是憑著自己的感覺來判定。身體沒有不舒服的感覺,就認為沒問題;要麼是病情嚴重時就大劑量地用藥,症狀減輕時就少用,甚至不用藥。

殊不知,心臟病的變化有時是急風暴雨式的,這時就會威脅生命;有時是悄悄地、偷偷地襲來,等有了感覺可能就難以收場。這樣不規律地用藥,會嚴重影響療效。

2. 大劑量用藥

有的患者在得知自己患病以後,為了儘快地治好疾病,就大劑量地用藥,這種做法是錯誤的。超劑量用藥會引起中毒,甚至出現生命危險。而且,用藥的種類一般應少而精,一次用藥超過6種會有10%的人發生不良反應。

還有人認為中藥是無毒的,這種認識也是錯誤的,只要是藥都有一定的毒副作用,只是程度不同而已。所以,患者一定要在醫生的指導下科學用藥。

3. 間斷服藥

有的患者在用藥一段時間後病情有所好轉,就會認為自己已康復,便自行停了藥。

殊不知,危機可能接踵而來,一旦病情再度惡化,再用藥其敏感性受到影響,不利於進一步治療。

4. 亂用藥物

　　有的患者為了早日康復，就胡亂地、無次序地用藥。心臟病分很多種，用的藥也不盡相同。尤其對於不同級別的心衰，用藥也不能千篇一律，於是患者就很難決定用哪種藥好。今天聽醫生的，明天聽有經驗的病友的，後天相信廣告。就這樣，一天一換藥，服藥也沒有規律，今天多了，明天少了，後天換了。

　　這樣勢必出現治不對症、藥不對病的情況，往往會延誤或加重病情。

5. 迷信補藥

　　有的心臟病患者把治療寄希望於吃補藥上，且長年累月吃，吃了這樣換那樣，結果也沒看到什麼顯著療效。而且，有的補藥吃多了還會導致病情惡化。

　　其實，補藥只能起到一個調整的作用，要想使身體儘快恢復，必須針對症狀服藥。

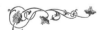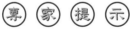

　　心臟病心衰患者在治療上，必須嚴格遵醫囑或在醫生指導下科學用藥，自己也要閱讀有關疾病知識方面的書籍，結合自己病情做適當調整，萬不可自以為是，憑感覺盲目服藥。

心 臟 病

────「4條防線」應對冠心病 ────

冠心病雖然可怕，但並不是不治之症。只要採取正確的防治措施，大多數的心臟病是可以預防的。

預防冠心病，必須採取4條防線：

第1條防線

防發病。做好一切預防發病的措施，對誘發冠心病的危險因素要嚴加杜絕。

第2條防線

防事件。對於本身有冠心病的患者來說，應採取措施，防止疾病的發展，以免出現心肌梗塞等嚴重後果。

第3條防線

防後果。如果出現了心肌梗塞等嚴重後果，就要考慮如何儘快地、科學規範地救治患者，防止死亡。

第4條防線

防復發。顧名思義，就是防止心肌梗塞等嚴重事件再一次發生。康復後的患者，一定要重視對危險因素的干預，如戒菸、限酒、適當進行體力活動等。如果不良生活方式沒有改變，隨時都有復發的危險。

要徹底地治療冠心病，必須堅持這4條防線，從總體上降低冠心病的發病率。

專 家 提 示

預防心血管疾病的希望與困難同在，機遇與挑戰並存，只要積極治療，一定會收到很好的療效。

● 拳頭也能救命 ●

俗話說拳頭有多大，心就有多大。但你知道嗎？有時用你的拳頭「對付」你的心臟就可以救命。在日常生活中用拳頭隨便打人，會被人認為太粗魯，也會受到別人的指責。但是，當心臟病突發致心臟驟停時，拳頭卻可以挽救患者的性命，這是什麼原因呢？

因為在心肌梗塞發病的前1～2小時，由於突然發生嚴重的缺血導致心電不穩定，這時候很容易發生心室顫動，導致心肌失去泵血功能，使血液循環中斷。所以，在這緊要關頭，如果能及時除顫，使心臟恢復正常跳動和收縮功能，就可挽救生命。

當然，使用直流電除顫是最理想的方法。但是，突發性心臟病往往發生在醫院外，由於太突然，根本來不及去醫院。在這生死攸關的緊急關頭，最及時、最有效的辦法就是「拳擊」。

「拳擊」的具體做法是：把拳頭握緊，在患者胸前區捶擊1次，然後將耳朵貼在胸壁迅速聽聽有無心跳；如果仍沒有心跳，可再快速拳擊1～2次。拳擊所起的作用是除

心臟病

顫，所以也被稱為「救命拳」。

專 家 提 示

如心跳仍未恢復，就要進行胸外心臟按壓進行急救。

花絮

冠狀動脈搭橋術

除藥物外，治療冠心病還有介入治療及外科手術兩種，前一種是經皮腔內冠狀動脈成形及支架安置術；後一種是冠狀動脈旁路搭橋術。我們主要說的是冠狀動脈旁路搭橋術。

道路狹窄、汽車受阻時，開個旁路，就可以使車流通過。與此相似，施行手術，用內乳動脈及下肢靜脈在主動脈和冠狀動脈之間搭橋，血流就可以恢復，這就是冠狀動脈搭橋術。

咳嗽自救法

患者如果意識到自己突發心臟病的時候，用力地咳嗽可緩解心臟病的病症，甚至可挽救生命。那麼，心臟病突發時，哪些情況下可採用咳嗽法來自救呢？

1. 心臟突然停止跳動

這種情況的發生是由心臟病引起的心臟搏動突然停止，由於是突發性的，搏動剛剛停止，此時患者意識還算清楚，可馬上用力咳嗽，連續多次。

如果旁邊有家人或者朋友，也可刺激或者鼓勵患者咳嗽，這樣可促使心跳最終恢復正常。

2. 血壓低且心跳極其緩慢

這種症狀如果採用咳嗽法的話，可維持血壓正常，並且使心率增快至接近正常的心率。因咳嗽能刺激交感神經，而交感神經興奮會使心率加快。

3. 心跳過速

如果患者心率每分鐘達160次以上，則屬於一種嚴重的心律失常，會出現心前區疼痛、血壓下降等症狀，有時甚至會導致休克，這時可運用咳嗽來有效防止意識的喪失。

專 家 提 示

雖然咳嗽可作為一種臨時急救術，有助於患者保持清醒、呼吸和心跳，但是患者不能只顧咳嗽，在咳嗽的同時應記住要撥打急救電話。即使患者症狀有所緩解，也應儘快到醫院做進一步診治，以免貽誤病情，造成不必要的損失。

患者發生心肌梗塞時需要住院多少天？

國　　名	單位（天）
美　　國	7.4
英　　國	9.2
日　　本	45.1

━━● 心跳過快的自救 ●━━

患者如果發生陣發性室上性心動過速時，應採取下列緊急措施。

1. 屏氣法

深吸一口氣之後，緊閉聲門，然後再用力呼氣，這樣做的目的是使胸腔內壓力降到最低；或者是深呼一口氣之後，緊閉聲門，然後再做用力吸氣動作，這樣做的目的是使胸腔內壓力增到最高。應用這兩種方法，有時可使心跳突然減慢，並最終恢復正常。

2. 壓迫眼球

用手指輕輕壓迫一側眼球約10秒鐘，如果心跳有暫停現象時，應慢慢減壓。壓迫一側眼球無效後再壓迫另一側

眼球，但要注意避免用力過猛，有青光眼或高度近視者禁用此法。

3. 誘發嘔吐

用木筷或手指刺激咽喉部，產生噁心反應，這種方法也可反射性地引起心跳減慢。

4. 按摩頸動脈竇

在頸動脈處也就是甲狀骨上緣同水平處捫得搏動最明顯的部位，用食指、中指、無名指三個手指向頸椎壓迫，最好以按摩為主，每次時間不超過10秒鐘。如果沒有明顯的效果，可隔幾秒鐘再按另一側。但切忌雙側同時按壓，否則有使心跳突然停搏的危險。這種方法比較危險，最好在醫務人員的指導下或由醫生本人進行。

（專）（家）（提）（示）

如果採取上述措施，心跳仍未減慢，應立即送醫院進行急診治療。

心跳過速的體育療法

一般情況下，人的心跳每分鐘60～100次，如果在非生理條件下超過這個範圍，則為不正常。如果心跳過快，可採用體育療法來治療。

心臟病

1. 側轉頸運動

這種運動法是指當發生心動過速時，立即找把椅子坐下，將兩臂平放，深呼吸一口氣，然後做側轉頸運動。

具體做法是：先將頭向左側偏轉，然後再向右側偏轉，儘量轉向側後方，這樣反覆幾次。

但要注意的是，轉動的速度不能太快，每分鐘不要超過15次，以防引起眩暈。

這種方法的治療原理近似於壓迫頸動脈竇，在醫院裏，醫生一般都會採用壓迫頸動脈竇的方法，但是在突發的情況下，又來不及去醫院時，可採用這種方法，這種方法可不在醫生的指導下進行。

不過，有眩暈症狀和心跳過緩的老年人，做此運動時則要謹慎。

2. 轉眼運動

具體做法是：在座位上，上身正直，頭頸部固定不動，眼睛先平視遠方，然後將眼球先儘量向左看，再儘量向右看，每分鐘可轉換30次，共轉動2～3分鐘。這之後，雙眼視線集中，注視自己的鼻尖1分鐘。假如心動過速仍不能控制，可重複做2～3次。

這種方法的原理類似於醫生的壓迫眼球法。但對於高度近視、有視網膜疾病和其他眼疾的患者來說，壓迫眼球的方法不太適宜，而轉眼運動就沒有什麼禁忌。

 專 家 提 示

側轉頸運動和轉眼運動是針對心跳過速的兩項家庭療法，對突發的心跳過速有很好的治療效果；但是，若經過多次的運動仍沒起到任何作用，應立即去醫院就診。

甩手拍腳緩解心悸

如何甩手？身體站直，兩腳站穩，兩腳距離等於肩寬，兩臂同方向前後搖擺，向後用點氣力，向前不用力，隨力自行擺回，兩臂伸直不宜彎曲，眼睛向前看。開始每次做200下，逐步做到每次1000下，每次30分鐘。

如何拍腳？兩腳雙盤，腳心朝天，如坐蓮花座，然後用手背各打腳掌15次，中途可適當飲用些白開水，每次15～30分鐘。

「甩手拍腳」運動，可以促進末梢血管中的血液充盈，使血液回流的壓力增強，血液運行的速度加快，手、腳、頭逐漸地發熱、發脹，心區涼絲絲的，頓感舒服。

這樣，可直接減輕心臟輸出的壓力，有利於心臟功能的恢復。

心 臟 病

▪ 早搏不要慌 ▪

什麼是早搏？早搏就是在心臟正常跳動的情況下，忽然出現提前的心跳，是一種常見的心律失常。幾乎每個人都會發生早搏現象，在老年人中尤為明顯。出現早搏時，可能有心悸、胸悶等感覺，但也有人無任何不適。

早搏可分為三種：房性早搏、交界性早搏和室性早搏。

1. 房性早搏

房性早搏就是由心房組織提早（早於竇房結）發出生物電信號引起的早搏，簡稱房早。如果是單純的房早，一般不需積極治療；若出現頻繁的話，可服用一些治療心律失常的藥，如心律平等。如果能找到引起早搏的原發病，則先從治療原發病開始。

2. 交界性早搏

起源於心房和心室的交界區。這種早搏不會有什麼危險，而且產生的症狀也不多，所以也不需要治療。如果出現過頻的話，可選用與房性早搏相似的藥物治療。

3. 室性早搏

起源於心室，這種早搏十分常見，可以說幾乎每個人都有這種早搏。這種室性早搏的人中有90%以上是正常的健康人，因此這種早搏並不是一種疾病，只是有少數人同時患有心臟病。

室性早搏可分為良性、潛惡性和需要緊急治療三類。

一般人都為良性的，不會發生嚴重後果，所以也沒必要治療；如果是潛惡性的，這時患者可能已患有心臟病，除了積極治療心臟病外，還要酌情應用藥物；如果是需要緊急治療者，那麼一定要到醫院去進行治療。

雖然早搏的產生是由心臟的不規律跳動引起的，但並非都是由病症引起的。除了一些心臟病可引起早搏外，心理因素（激動、焦慮等）或者不良的生活習慣如吸菸、喝酒等也是造成早搏的因素。

专家提示

　　出現早搏時不必過於緊張，可以到醫院確診一下早搏的原因，查看一下早搏的嚴重程度，然後對症下藥。絕大部分早搏的患者預後都是良好的。

━━━━▸ 抗心律失常，音樂是良藥 ◂━━━━

　　音樂也可以治病，輕緩的音樂有助於身心的放鬆，尤其是對心律失常的患者來說，美好的音樂可以有效地改善心律失常。心律失常大致可分為快速型心律失常和緩慢型心律失常，針對不同的心律失常選用不同的音樂。

　　快速型心律失常患者應選用曲調悠揚、節奏徐緩、旋律清逸高雅的古典樂曲及輕音樂為好；緩慢型心律失常患

者則相反，可選用曲調歡悅、節奏明快、旋律流暢、音色優美的樂曲或歌曲。

音樂治療機制之一就是音樂可以改變人類的情緒和行為，不同的曲調、節奏、旋律及響度對人體會產生不同程度的興奮、鎮靜、止痛和降壓等作用。所以，針對心律失常類型的不同，選用不同類型的音樂。對於治療性的樂曲，必須嚴格篩選。

總之，音樂對人情緒的影響隨著曲調、節奏、旋律等因素而變化，不同曲調、節奏、旋律、諧聲引起的生理效應是不同的。比較歡快的音樂可使人情緒高漲，節奏徐緩的樂曲則可以使呼吸平穩。無論哪種音樂，都可以使人的大腦得到休息，幫助人們解除疲勞。

專 家 提 示

音樂治療的配方選曲極為重要，且不宜長時間單用一曲，以免久聽生厭，而應選擇曲調、節奏、旋律等方面和諧、協調的多支樂曲。

◆ 心臟驟停不要慌 ◆

心臟驟停時，血液循環便中斷，若幾分鐘內沒有恢復，則會造成不可逆的腦細胞壞死。即使心臟恢復跳動，仍為腦死亡狀態，變成植物人。

聽不到心跳、觸不到脈搏、測不到血壓即可確認心臟

停止跳動。脈搏消失，有時可能為室性心動過速和心室粗顫、細顫，此時，心臟雖在快速跳動或顫動，但大多不能泵出血液。

室性心動過速時，拳擊前胸幾次，有時可恢復正常心律。意識喪失、摔倒、摸不到脈搏時，首先應拳擊前胸部，若仍無脈搏，則立即做心臟按壓。醫生熟練地持續做心臟按壓，可保持數十分鐘到1小時以上的人工循環，防止腦細胞壞死。

心臟驟停導致血液循環中斷後，呼吸中樞就不能工作，多出現呼吸停止。要同時做心臟按壓和人工呼吸，稱之為心肺復蘇。

心肺復蘇不是根本的病因治療，還必須立即進行針對心臟驟停的病因治療。要將患者送到心臟診治設備完善的醫院。對心臟驟停而倒地的人，要採取各種有效措施。

要經過實際訓練才能掌握好心臟按壓的方法、訣竅。

能冷靜地處理突發疾病是很不容易的，儘量不要慌張，採取相應的措施。

觸摸頸動脈來判斷心跳是否停止

判斷心跳是否停止，一般用觸摸頸動脈來確定，頸動脈位於頸部氣管與頸部肌肉之間的凹陷處。頸動脈粗而且

心 臟 病

離心臟近，位置暴露，便於觸摸。

觸摸頸動脈時需注意：

(1)觸摸頸動脈不能用力過大，以免造成頸動脈受壓。另外，位於頸動脈的頸動脈竇也不能承受較強的壓力，俗話說「壓迫，易斷氣」指的是頸動脈竇不能受到壓迫。在觸摸頸動脈時需要注意。

(2)如果不能準確地判斷其是否停止跳動，可適當多觸摸一會，但一般不應超過10秒，以免影響搶救。

(3)如果對自己的判斷有懷疑，可先後觸摸兩側頸動脈，但不能同時觸摸兩側。

(4)如果頸動脈已停止搏動，說明心臟停止跳動。同時要注意不要把自己手指的動脈搏動感覺為頸動脈搏動。

━━━━━◆ 心臟驟停搶救三步驟 ◆━━━━━

當心臟病患者突然心臟驟停時需要馬上搶救，一邊撥打120，一邊可現場進行心肺復蘇搶救。在進行心肺復蘇搶救前，首先要快速確定患者是因什麼原因突然昏迷，如果是因觸電，馬上拔掉電源；如果是意外昏迷，則不要隨意搬動患者，以免因姿勢不正確造成高位截癱。接下來應立即進行心肺復蘇。

心肺復蘇包括三個主要步驟：

1. 判斷意識與開放氣管

輕搖患者的肩部或輕拍患者面部，判斷其是否有意識。如果沒有反應，立即用手指掐人中穴或合谷穴約5秒鐘。緊接著將患者放置呈仰臥位，確保頭、頸、軀幹平直無扭曲，雙手放於兩側，最好把患者放在硬板床上，如沒有硬板床，可直接放在地板上。

2. 人工呼吸

如果患者已無呼吸，需立即做人工呼吸。為了衛生，口對口之間可放一層很薄的布，人工呼吸需注意吹氣時應暫停胸外按壓；每次吹氣時，吹氣量不要太大，如果吹氣量過大，會造成胃大量充氣，引起食物反流；如患者牙關緊閉，應當機立斷進行口對鼻吹氣。

3. 胸外心臟按壓

如經判斷患者心跳已經停止，應立即進行胸外心臟按壓。進行胸外心臟按壓的目的是通過按壓促使血液從肺部血管流向心臟，以維持患者生命，挽救心臟。

（專）（家）（提）（示）

患者心跳停止後，脈搏亦消失，故可由觸摸動脈搏動來進行判斷。頸動脈最靠近心臟，且比較暴露，容易觸摸，所以一般都選擇頸動脈作為判斷對象。

心 臟 病

單人心肺復蘇各項操作要求時間

判斷意識	0～5秒
呼救，同時擺好體位	5～10秒
開放氣管，判斷呼吸	10～15秒
人工呼吸2次	15～20秒
判斷脈搏（心跳）	20～30秒

➙ 性生活過程中突發心臟病怎麼急救？ ◂━

夫妻在過性生活的過程中，也許會發生意外情況，如心腦血管病等。如果急救不及時，就會導致因性愛而發生猝死的情形，所以必須得到重視。

首先，要預防。性生活要在身體健康的前提下進行，對於那些身體有疾病的人來說，必須要謹慎。性生活要量力而行，不要勉為其難。

其次，在過性生活過程中一旦發生意外，千萬不要驚慌失措，應立刻中止性生活，在第一時間採取急救措施。

如何採取急救措施呢？家裏應準備常備藥，如速效救心丸、硝酸甘油等急救藥，在發生意外情況時，應及時服下。需要注意的是，一個人的心臟若停止跳動4分鐘，很容易造成死亡，所以有必要爭取救命的「黃金4分鐘」。

在給患者吃藥的同時，要快速地檢查患者的呼吸道，

如果患者已沒有呼吸、脈搏和心跳，應馬上做心肺復蘇。同時，讓患者平臥，用枕頭輕輕地將其頭部支起，以保證呼吸道通暢。同時，可用毛毯或衣物蓋住身體，以保持患者的體溫。

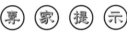

　　切記不要搖晃或用冰水潑患者，也不能讓其進食或喝水。性生活中還有外傷的情況發生，如陰莖折斷、包皮系帶損傷，此時一定要及時去醫院就診，以免造成後患。

冠心病患者參加宴會五注意

　　(1) 如果要參加宴會，必須隨身攜帶急救藥盒或必要的急救藥品。

　　(2) 儘量避免情緒激動，不可過多地參與親朋之間的高談闊論，而應以聽為主。

　　(3) 如果在宴會中感到身體不舒服，及時向親友說明提前退席，切不可勉強支撐。當出現心絞痛、頭暈、噁心等症狀時，應立即含服硝酸甘油等急救藥物，並找一處較為安靜的地方休息，嚴重時須急診就醫。

　　(4) 如果參加晚宴，散席時天色較晚，一定要有人陪同回家，切不可單獨行動。

　　(5) 宴會熱烈的氣氛很容易使身上出汗，這時一定要注意保暖，不要隨意減少衣服，以免在毛細血管擴張的情

心 臟 病

況下受涼感冒，因為感冒對冠心病患者是非常有害的。

—• 懷疑自己發生心肌梗塞時怎麼辦？•—

心絞痛的病情進一步發展，就會發生心肌梗塞。心肌梗塞胸痛表現得更為劇烈，與心絞痛的區別就是往往持續的時間很長，甚至可達幾小時，休息或含服硝酸甘油也不能緩解。

除了胸痛之外，還會突然出現胸悶、氣短，或有不明原因的噁心、嘔吐、出冷汗、焦慮不安等。如果有這些情況發生，一定要高度警惕自己是否發生了心肌梗塞。

急性心肌梗塞病情兇險，可發生在家裏、公共場所或工作單位，病死率較高。若能及早發現，及時治療，使梗塞範圍不致擴大，多能挽救生命。具體做法是：

(1) 要停止一切事務，不要走動，原地休息，並設法迅速與附近醫院聯繫，或撥打全國城市通用急救電話——120呼叫救護車。在醫生未到之前，可先按心絞痛的辦法處理：立即含或嚼碎硝酸甘油片，5分鐘後仍不緩解者可再含1片。如連續含化3次仍不能緩解疼痛，證明患者對硝酸甘油不敏感（有10%的心絞痛患者對硝酸甘油不敏感），如身邊有氧氣袋可同時吸氧。

(2) 患者要避免緊張、恐懼，因為緊張、恐懼會引起心率增快，使心肌耗氧量增加，加快病情發展。最好閉目休養，用鼻孔呼吸，自然舒緩，必要時亦可服安定5毫

克，嚼服阿司匹林300毫克。

(3) 如無醫生出診時，可由家人用車迅速送往醫院。患者要儘量放鬆，不可主動用力，躺或坐姿最好。過分用力會使心率加快，血壓升高，耗氧量增大，促使心肌梗塞面積擴大，加重病情。

(4) 嚴禁大便時用力屏氣。如果發病時患者想大便，絕對不能讓患者用力屏氣，否則有突發心跳停止的危險。

專 家 提 示

急性心肌梗塞患者在家裏發病時，家屬切勿驚慌失措，應該沉著冷靜，不應將患者搬動或活動過多以免使病情惡化。一般在患者疼痛好轉，心律、心率、血壓基本穩定時，可由專人護送到醫院進行住院治療。

三種心臟病症的應急措施

	應 急 措 施
心絞痛	心絞痛發作時應立即停止體力活動，並舌下含服硝酸甘油1片，症狀可能會迅速緩解。如心絞痛持續時間較長，含服硝酸甘油不能緩解，或心絞痛頻繁發作，恐有轉為心肌梗塞的可能，應及時與急救中心聯繫求助。

心律失常	患嚴重心律失常的患者意識會喪失，身體抽搐，如不及時搶救會迅速死亡。這時需要做心電圖確定性質，採取不同的辦法治療。患者自己在家中治療不夠安全，應到附近醫院診治。
心肌梗塞	心肌梗塞引起的胸痛含服硝酸甘油無效。患者一旦發生心肌梗塞，家屬應立即與120急救中心聯繫求助，而不應當在家中觀察等待，以免延誤病情。在等待救護車的同時可給患者吸氧，脈搏快者可肌注利多卡因100毫克，脈搏緩慢者可肌注阿托品0.5毫克，疼痛劇烈者可肌注嗎啡或度冷丁止痛。如果出現心臟驟停時，家屬和在場的人千萬不要驚慌，先用拳頭捶擊患者胸前數次，然後做體外心臟按壓和人工呼吸，同時儘快與急救中心聯繫，使患者儘快得到搶救。

運送急性心肌梗塞患者安全到醫院

冠心病患者如果在醫院外發生急性心肌梗塞後，有些患者的家人或朋友可能會儘快把患者送往醫院，這樣導致的結果就是有可能在途中還沒有到達醫院之前患者就已喪

失性命。所以，當發生急性心肌梗塞後，作為患者的家屬或朋友首先要做的不是馬上將其送往醫院，而是就地搶救。如果搶救及時，可能會挽回患者的生命，大大地減少病死率。

凡是要送往醫院的患者，最好具備如下條件：患者安靜，基本不痛。血壓穩定，呼吸正常。心率在60～100次／分，無心律失常。一旦達不到這些要求，又感到無能為力時，還是應及早呼叫120，及早送醫。

患者用的救護車最好是有監護或急救設備的救護車，以便在轉運的途中繼續進行有效的急救。注意：一定要輕穩將患者平放在擔架上，抬上救護車，同時提醒司機注意行車路線，防止顛簸。跟隨的醫護人員應做好救護車內的急救藥品、氧氣、照明、輸液等的準備工作。有條件者，在確診急性心肌梗塞後，應儘早（在家中或救護車上）進行靜脈溶栓治療。

在救護車出發前，可打電話與有關醫院聯繫，讓其做好接診的準備工作，以使患者入院後及時得到治療。

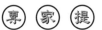

對估計地面轉運時間超過90分鐘者，有條件時應考慮採用直升機轉送，這樣做一方面比較安全平穩，另一方面可以使患者儘早得到有效的救治。

心 臟 病

心梗急救歌

急性心梗不要慌，首先鎮痛並吸氧。

煩躁不安用安定，室顫猝死注意防。

利多卡因是首選，靜注靜滴要適量。

溶栓抗凝及早上，心臟介入效最強。

心臟減負心得安，減慢心率防耗氧。

心衰主要減負荷，早期緩上洋地黃。

靜臥大便要通暢，不要急於下病床。

心肌梗塞患者的康復治療

因心臟病發作而受損的心臟，對全身都有影響。如果恢復順利，1週就出院的話還好；若住院時間延長，患者為保護心臟幾乎都躺在床上，則整個身體功能會明顯衰退。患者因患重病精神上亦受到重大的創傷，所以還要進行心理疏導。

為了回歸社會，恢復原來的工作等，就需要康復鍛鍊。康復鍛鍊有助於患者恢復原來的生活。

患者入院後若無併發症，則在介入治療成功的次日起，可在病房工作人員的指導下進行少量體力活動。即使有併發症，也要根據症狀的輕重、心電圖變化情況、血壓和脈搏的反應、冠狀動脈造影所見等，開始進行少量的康

復鍛鍊。

　　患者可在已取得物理療法和鍛鍊療法資格的專業人員、護士的幫助指導下進行訓練。可以做輕運動來活動因靜臥而變得不靈活的骨骼肌，加快血液循環。能夠步行時，下肢肌肉的收縮運動既有助於血液循環，又可避免肺栓塞等造成猝死的嚴重併發症。

　　在床上什麼也不做地靜臥是很痛苦的事。有的患者因壓力大而患上焦慮，稱為CCU綜合徵。康復鍛鍊有助於解除這種精神壓力。

　　症狀穩定時，可每天逐漸加大運動量維持較好的心肺功能，早日恢復健康。

含服硝酸甘油過程中的注意事項

　　(1) 坐位或臥位含藥，避免站立位含藥，否則容易因腦供血不足發生暈厥。

　　(2) 不應將藥片咽下。舌下含服硝酸甘油起效快，吸收後不容易被肝臟破壞，比咽下效果更好。

　　(3) 藥片難以在口腔溶解時，可將藥片嚼碎後再含服，這樣可以加速起效並提高療效。

　　(4) 注意藥物的副作用。因硝酸甘油為血管擴張劑，所以多數患者含服後會出現頭痛、頭暈、面紅、心慌等反應，初次用藥或較年輕患者更是如此，但這些反應出現時間短暫，一般不經處理即可很快消失。

　　(5) 硝酸甘油作用時間短，含藥後半小時作用基本消失，故為了防止心絞痛再次發作，應於心絞痛緩解後加服

心臟病

消心痛或魯南欣康等中、長效製劑以鞏固療效。

(6) 如連續含服2～3片硝酸甘油仍不能使心絞痛緩解，應考慮有下列幾種可能：

①胸痛不是心絞痛發作。②已發展為心肌梗塞。③硝酸甘油已過期或失效。④長期應用硝酸酯類（硝酸甘油、消心痛、魯南欣康、麗珠欣樂、依姆多等），身體已產生了耐受性。

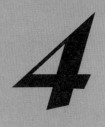

生活好習慣，遠離心臟病

生活好習慣，遠離心臟病對大多數心臟病患者來說，他們的疾病與遺傳等因素無關，改變不良的生活習慣對他們來說卻是「靈丹妙藥」。生活節奏的加快帶來的是高血脂、吸菸、肥胖、缺乏運動、精神緊張等，這些是導致心血管疾病的主要原因。因此，改變不良的生活習慣是治療心臟病最重要的措施。

心臟病

你的心功能屬於幾級？

心功能分為四級，其可反映心臟泵功能、供給心臟能量的冠狀動脈的儲備能力，可用來確定相應的運動量。那麼，來看看你屬於哪一級？

Ⅰ級：雖有心臟病，但活動不受限制，日常生活中無明顯疲勞、心悸、氣短、心絞痛。

Ⅱ級：有心臟病，活動稍受限制。安靜和輕度活動時無症狀，稍做劇烈運動，則會發生疲勞、心悸、心絞痛。

Ⅲ級：有心臟病，對活動有明顯限制，安靜時無症狀，進行較輕的日常活動，則發生疲勞、心悸、氣短、心絞痛。

Ⅳ級：有心臟病，不能進行任何活動。安靜時也會發生心功能不全症狀和心絞痛。

冠心病患者的自我調養

冠心病已嚴重危害人們的生活，患了冠心病不能把全部希望都寄託在醫生身上，自己在日常生活中也要注意調養。具體做法是：

1. 生活調理

養成健康的生活習慣。注意早睡早起，睡眠要充足，心境要平穩。在日溫差變化大時，注意保暖。而且，要避免過度勞累和精神緊張，勿大喜大悲、憂愁鬱悶。

2. 飲食調養

飲食不宜吃高脂肪、高膽固醇的食物，應以清淡為主，拒絕如肥肉、豬油、動物內臟、蛋黃、乳酪、黃油等食物。平日燒菜盡可能用植物油，食鹽宜少，糖也少吃。蛋白質的補充可食用瘦肉、魚肉和蛋類。

3. 溫水浴療

專門針對左上肢做溫水浴，水溫要慢慢升高，從37℃逐漸到42℃，使局部末梢血管和冠狀動脈反射性擴張，改善冠脈循環。

4. 上午吃藥，下午鍛鍊

冠心病患者如果要鍛鍊，最好不要選擇在清晨，下午鍛鍊最適宜。因由心肌缺血和致命性心律失常引起的心臟病急發率和猝死率，以上午6～10時最高，尤其是睡醒後的3個小時內心臟最容易「鬧事」。

這段時間也被稱為冠心病發病的「清晨峰」，所以，這段時間不宜鍛鍊，但卻是服用藥物的最佳時機，就是在清晨和午睡前服用。對冠心病患者來說，最適宜運動相對安全的鍛鍊時間是下午。患者應做力所能及的體育鍛鍊，如散步、體操、慢跑等，這樣可增強心腦功能，增加冠狀動脈血流和建立側支循環。鍛鍊要循序漸進和持之以恆，切忌操之過急。

5. 定期進行健康檢查

冠心病患者要定期到醫院做檢查，特別要注意檢查有

心臟病

無高血壓病、糖尿病等，因為這些病都是誘發冠心病的危險因素，一旦發現患有這些病，一定要密切配合醫生，儘早治療，以控制其進展。

 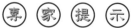

許多冠心病患者在生活習慣上從來不注意，只是一味地把希望寄託在醫生的身上，這種想法是錯誤的，實際上很多疾病的產生都是由日常不良的生活習慣所致。

冠心病日常生活護理口訣

飲　食	起　居	心　理	治　療
飯量應適不宜多，品種應雜不宜單，蔬菜應多葷宜少，容易消化並清淡，吃飯應緩不宜急，喝水應適不宜多。	起居適早勿太遲，睡眠適多勿貪黑。感冒最易加重病，注意氣候調冷熱，勞動應適不宜累，運動應緩不宜劇。	心胸宜寬不可窄，情緒宜穩不宜躁，心情宜舒不能悲，脾氣宜和不可急，精神放鬆不必緊，氣順病魔退三分。	藥應堅持勿零散，品種宜少不宜多。藥由醫定不自調，注意觀察多留心，若有急診即尋醫。

冠心病患者的排便護理

對於老年冠心病患者來說，會存在排便困難的情況，極易發生便秘，引發猝死。所以，便秘必須引起老年冠心病患者的高度重視。當然，導致便秘的發生有很多原因，有些患者是因為活動量少，導致腸蠕動慢，不能有效排便；有些患者則是因為不習慣床上排便，導致便秘，或進食過於精細，缺乏纖維素等。

排便困難很容易引起一系列心臟病，像心律失常、心衰、猝死等。便秘是心腦血管疾病死亡的主要誘因，應積極防治。對患者宜進行心理護理及排便指導，創造適宜的排便環境，安置合適的體位，幫助做環行按摩，刺激腸蠕動，幫助排便，養成定時排便的良好習慣。患者應增加攝入粗纖維食物，適當增加飲水量，防止發生意外。

為了防止便秘，心臟病患者在日常生活習慣上要注意以下幾點：

1. 飲食安排

喝水能有效地制止便秘，建議便秘的心臟病患者每日晨起喝一杯白開水或蜂蜜水，調整食物品種，增加含纖維素較多的蔬菜、水果的含量，一日三餐粗細糧合理搭配，增加食物容積，以刺激結腸、直腸產生便意。

2. 定時排便

養成每天定時排便的習慣，即使沒有便意，也要定時排便，時間長了，便秘就會消失了。

3. 按摩通便

清晨或睡前仰臥位，屈膝放鬆腹肌，用右手食指、中指、無名指沿腸蠕動方向做環行按摩，每次10分鐘，每日2～3次，可促進排便。

4. 藥物治療

經上述處理無效可選用藥物治療，如中成藥麻仁丸、蘆薈膠囊等口服，必要時用開塞露、生豆油等。

便秘是導致冠心病發作的重要因素之一，所以患者平時要注意飲食、生活習慣，不要被便秘所困擾。

冠心病患者起居十要素

患了冠心病並不可怕，只要注意生活中的起居十要素，就完全可以正常生活和工作。

（1）外出時要攜帶治療心絞痛的急救藥物。

（2）騎自行車時應注意：速度適中，走平坦路面，不逆風硬騎，雨雪天不騎車。

（3）要堅持下午散步等體育鍛鍊。

（4）不要猛然起床，夜間排尿起床要慢慢地起身，以防突然起來誘發心絞痛。

（5）洗頭、洗澡時水溫以35～37℃為宜，不宜過高或

過低。洗澡時間不宜過長，每次不超過30分鐘，以免加重心臟負擔。

(6)上廁所時應選用坐式，便秘時要及時用藥，不要用力過猛，以免誘發心絞痛。

(7)睡前不宜吃東西，不喝太多的水，服藥後不要立即睡覺。

(8)被褥應寬鬆舒適、鬆軟，枕頭不可太硬太高。

(9)看電視時情緒不要過分激動，以免精神波動影響心臟。不要長時間打麻將、用腦，另外，精神緊張、過度勞累，也極易誘發心絞痛。

(10)飲食以清淡的含脂肪較少的食物為宜，如蔬菜、豆腐、魚類等。

四季變化與心臟病

四季變化和心臟病有關嗎？答案是肯定的。

1. 冬天的病死率高

據調查顯示，心臟病的病死率，寒冷的冬季高，夏天則低。日本衛生部門的統計顯示，冬天的病死率比夏天增加1.5倍以上。

為什麼冬天的病死率高呢？因為寒冷是使血壓上升的原因之一。從溫暖的室內來到室外，為適應寒冷的天氣，血壓就會上升，身體縮成一團，運動不足，血液循環變差。厚重的衣服亦成為身體的負擔。

　　冬季也是感冒等上呼吸道感染發病率高的時期，感冒加重可致肺炎，即使未到如此程度，出現的高熱也會增加心臟負荷。原有心臟病等疾病的人，此時心臟負荷增加就可能發生危險。

2. 夏季不要忘記補充水分

　　夏季與冬季相反，穿著單薄，身體容易活動，但患感冒等感染疾病的機會也不少。

　　炎熱的夏天，在長時間打高爾夫球、網球、散步、登山、拔草、幹農活等情況下，出汗多，容易脫水，血液濃縮，易產生血栓。可引起急性心肌梗塞、不穩定型心絞痛，還可誘發腦血栓和肺栓塞，造成危險。所以，要注意及時補充水分，不要缺水。

3. 春季和秋季要注意調整身體狀況

　　春天和秋天是氣溫、濕度最容易變化的季節。老年人的適應性差，對環境變化不能很好地適應，身體狀況容易發生紊亂，更要注意適當調整。

4. 注意四季中的節日活動

　　一年中的各種節日活動與身體健康狀況關係很大。歡度新年、人事變動、搬運東西、休假旅遊、親朋聚會等，均可造成危險。

 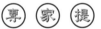

　　年輕人似乎無所謂，歲數大的人則要注意自己的年齡，做力所能及的事，過分勉強就會誘發

心臟病，甚至造成猝死。因此，心臟病患者不要逞強好勝。

➤ 早餐不要馬虎，生活在於呵護 ◆

美國學者將早餐列為健身的一項措施，有其一定的道理。在日常生活中，一日三餐的安排，最重要的是早餐。俗話說：「一年之計在於春，一日之計在於晨。」一般上午的學習、工作強度比下午大得多，體力、腦力消耗大，所需能量也多。早餐馬馬虎虎，有的人甚至不吃早餐就去上學、上班，能量攝入不足，或者沒有，就不能滿足人體需要，易使人發生疲勞。久而久之，體質下降，誘發疾病。美國醫學家指出，不吃早餐對健康有害，尤其對冠心病患者危害更大。心臟病患者每天的早餐十分重要，並建議進食一些水分充足的食品，以減少心臟病的突發和對其他器官的危害。這項研究成果是美國科學家近年來根據一些醫院多年來收治心臟病患者的病歷調查發現的。

許多患者是在起床後2小時未進早餐而發作的，這種情況下發病率較平時的發病率要高1倍以上，這是因為患者因較長時間沒有食物攝入，血液的黏稠度增加，從而導致流入心臟的血液流速減慢，血液就容易凝固，加之血容量的不足，就易引起心臟病的發作。

此外，在一些人的頭腦中還存在著一種錯誤的觀念，認為少吃一頓早餐可以控制體重，達到減肥的目的。

其實，不吃早餐減肥的方法對人體有百害而無一利，更不會有減肥效果，對一些身體肥胖的冠心病患者來講更

心臟病

是不可取。

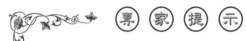

專家提示

　　基於上述情況，我們每一個人，特別是冠心病患者要做到三餐有節，合理膳食，在有節律的生活中預防冠心病的發生。

● 家庭主婦小心你的心臟 ●

　　一般來說，女性比男性較不容易患心臟病。

　　據報導，心臟病中占半數以上的冠心病，男性患病人數就較女性多出3～4倍。不過這項調查是以更年期前的女性為對象，超過某個年齡，女性患冠心病的概率就變得和男性差不多。

　　為什麼女性的心臟較強呢？可惜的是目前醫學上還沒有明確報導。不過推究其理由，因為女性有雌激素保護，喝酒、抽菸較少，血管內膜較薄，所以不容易引起動脈硬化。雖然女性較不易患動脈硬化，但也不可因此而粗心大意。

　　三餐飯後小睡片刻容易招來肥胖，更對心臟不好。而且，家庭主婦每天都重複地做相同內容的單調工作，時間一久，家庭主婦在情緒上就容易低落。如此一來，除了體能上的疲勞，精神方面也因無法緩解漸漸積壓的疲勞，不知不覺地就有了心理壓力。而肥胖和心理壓力可以說是誘發心臟病的兩大危險因子。

　　所以，日常性的家務勞動儘量在中午以前快速處理，下午則是自由時間。晚上一家人歡聚一堂時徹底放鬆身心。如此這般地將一天劃分成三個時段。除此之外，每項工作之餘，應進行適當的運動來消除緊張、壓力。具體做法是：

　　工作完畢後，可以做簡易體操：將背部對著桌子，站立，兩手放腰部，一邊彎曲身體，一邊將頭朝後仰。

　　家庭主婦勞動時可以做的體操：利用脫水或清洗衣物的時間，兩手放在洗衣機蓋上，兩腳稍往後退，臀部翹起，利用腰力將胸部上下移動。這樣可以讓胸部及肩部的肌肉變得柔軟。

　　曬衣服時可以做的體操：兩手伸直過頭部，並保持這個狀態。然後，由膝部到胸部，按順序，將身體朝後彎曲$1°\sim2°$，重複這個動作。這是對消除腹部贅肉相當有效的運動。

　　如果你是一位家庭主婦，那麼就要注意預防冠心病。

冠心病患者工作中三注意

(1)不能參加重體力勞動。

(2)不能從事精神緊張，特別是負有生命責任的工

心臟病

作,如司機、飛機駕駛員等。

(3)工作中應注意休息,如心率超過每分鐘110次或出現脈律不齊時,應休息。工作中如出現心慌、氣短、胸痛,應立即停止工作。

晨飲一杯水好處多

有關資料顯示,喝水有助於健康,尤其是心臟病患者,每天早晨飲一杯溫開水,並且做到持之以恆,對身體有很多好處。

1. 有助於排便

每天早上喝一杯溫開水可有效防止便秘,由於胃腸得到及時的清洗,糞便不會淤積乾結,因而不易發生便秘。我們知道便秘是誘發心臟病的重要因素之一,預防便秘的產生能降低心臟病的發病率。

2. 利尿作用

清晨空腹飲水15～30分鐘後就有利尿作用,這種作用迅速而明顯。

3. 排毒作用

很多人都有晚餐吃得過飽的習慣,這樣很容易產生更多的毒素,這時需要盡快排出體外。而大多數人晚上不願

意多喝水，怕影響睡眠，這樣更加劇了有害物質的堆積。所以，早晨起床應及時飲水，以便促進排出毒素。

4. 預防高血壓、動脈硬化

若在早晨起床後馬上喝杯溫開水，可把頭天晚餐吃進體內的氯化鈉很快排出體外。平時飲水多、愛喝茶的人患高血壓、動脈硬化的發病率就低。反之，早晨吃乾食、平時又無喝水習慣的人，到老年時高血壓、動脈硬化發病率就會相對增高。

5. 預防心絞痛

人在睡眠中有汗液和尿液的排泄，使體內的水分損失較多，早晨起床後，體內往往處於相對缺水的狀態，這時血液變得濃稠、黏滯，血管也因睡眠中血流量減少而變得細小，這會導致冠狀動脈發生急性供血不足，甚至發生閉塞。因此，冠心病及心肌梗塞多發生在清晨及上午9時左右。這時如喝上1杯溫開水，就能降低血液的黏稠度，使血液正常循環，從而有效地防止心絞痛和心肌梗塞的發生。

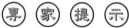

專 家 提 示

飲水應以溫白開水為好，飲水量一般為200～400毫升，過多飲水會影響進食早餐，故要適量。

心 臟 病

喝好三杯「安全水」

　　患有冠心病的老年人除平日飲食、生活習性注意保健之外，還需注意補足體內水分，最好喝上三杯水。

　　三杯水應選擇在什麼時候喝呢？第一杯水是在清晨醒後喝，這杯水非常重要，因為早晨是人體生理性血壓升高的時刻，患者血小板活性增加，易形成血栓。起床後的2～3小時是冠心病發作的危險期，所以起床後的第一件事就是喝一杯水，可稀釋黏稠的血液，改善臟腑器官血液循環，防止病情發作；同時還有利於胃和肝腎代謝，增加胃腸蠕動，促進體內廢物的排出。

　　第二杯水是在睡前半小時喝杯涼開水。

　　第三杯水是在深夜醒來後喝，由於腦血栓和心肌梗塞多發於午夜2時左右，患者應在深夜醒來時喝下第三杯水，尤其是在出汗多的夏季或出現腹瀉、嘔吐症狀時。

冠心病患者性生活九注意

　　冠心病患者在過性生活時，應注意以下幾點：

　　(1) 要消除對性生活的緊張感、恐懼感和過度興奮，過輕鬆鎮靜的性生活。

　　(2) 掌握性生活的頻率。心功能較好的患者，可以根據以往性生活的習慣和身體情況，適當減少性生活的次數。心功能較差的患者要節制性慾。

(3) 心肌梗塞患者在發病後3個月內需臥床休息並只能從事輕微的活動，應禁止過性生活。待恢復日常生活能力後，才能恢復性生活。

(4) 飽餐、飲酒和服用興奮劑會增加心臟負擔，切勿在飽餐、飲酒和服用興奮劑後過性生活。

(5) 為防止過度緊張或者可能發生心絞痛等症狀，可以在性生活前預防性服用安定片和硝酸甘油類藥物。如果在性生活過程中出現胸痛、胸部緊束感、呼吸困難或者頭暈、噁心等症狀，應立即停止性生活，並迅速服用抗心絞痛藥物。

(6) 進行性生活時，應避免過分衝動和過度延長時間。

(7) 進行性生活時，可以選擇夫婦都比較便於放鬆的體位。

(8) 必須禁止疲勞緊張後過性生活。

(9) 有些藥物可能對性慾和性功能產生不良影響，如抗高血壓藥、抗精神病藥以及抗抑鬱藥、鎮靜安眠藥等，嚴重者會導致性欲減退、勃起不堅甚至陽痿，女性則陰道乾燥。因此，如果較長時期用藥後出現性功能障礙者，在排除其他因素後應考慮用藥的影響，如果病情允許則應逐漸減少服藥劑量。

 專 家 提 示

冠心病患者如果要過性生活，一定不要過於勉強，要根據自己的身體情況量力而行。

心 臟 病

━━━━━━━• 冠心病患者的睡眠保健 •━━━━━━━

　　睡眠對健康人具有解除疲勞和恢復體力的作用，然而心血管疾病患者在睡眠中卻可能發生呼吸失調、心肌缺血、心律失常甚至死亡。據統計，美國每年在夜間約有20萬人發生急性心肌梗塞，3.75萬人發生猝死，其中約有88％的猝死與自主神經功能紊亂有關。20％的心肌梗塞、15％的心臟性猝死發生在午夜至早晨6時之間。

　　據國內對冠心病患者發病情況的監測，發現冠心病晝夜24小時的病情變化有一定的規律。上午10點至下午2點，冠心病發作的危險性最小；夜間零點至1點，冠心病發作的危險性最大。冠心病患者夜間發作前常先做夢，夢中情緒激動，血壓升高，呼吸加快，心率加速，這樣就導致心臟負擔加重，從而引起心絞痛和心肌梗塞的發作。

　　冠心病患者入睡後，併發睡眠呼吸暫停綜合徵或者打鼾也是潛在的危險因素，與生命衰竭相關。

　　就冠心病患者的睡眠保健而言，有以下幾點建議：

　　(1) 側臥位可以使部分睡眠呼吸暫停綜合徵患者的呼吸暫停和呼吸不全有所緩解。

　　(2) 根據個體的生物節律安排睡眠時間，可以保證充足、有效的睡眠時間。

　　(3) 避免在有效睡眠時間內實施影響睡眠的醫療、護理操作，以免干擾睡眠週期的自然過程。

　　(4) 生理性快動眼睡眠有助於機體的身心康復，快動眼睡眠的剝奪會使人產生煩躁、焦慮、易激怒等精神改變。應當避免給予可以抑制快動眼睡眠的藥物如苯丙胺、導眠

能、速可眠、戊巴比妥、苯海拉明等，保護快動眼睡眠。

(5) 根據睡眠中心絞痛和心律失常的易發時間，採用藥物作用時間與發病時間相協調的服藥法，針對室性早搏出現的時間規律，適當調整服用抗心律失常藥物的時間，使藥物發揮療效的最佳時間開始於室性早搏出現前，持續作用於室性早搏易發時間內，預防和減少睡眠中的病情突變。

(6) 在心搏量穩定的條件下，心動過緩能使心排出量下降，這是引起心絞痛、心力衰竭以及室顫的潛在危險因素。因此在臨睡前，對無用藥禁忌證的患者可以遵醫囑口服普魯本辛或者山莨菪鹼片，以調整自主神經功能紊亂，預防因迷走神經張力過高而引起的重度竇性心動過緩。

(7) 避免強的聲、光、室溫刺激，創造良好的睡眠環境。

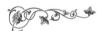

對冠心病患者來說，睡眠不僅體現在量上，更要注重睡眠的品質。

午睡能預防冠心病

科學的睡眠有助於預防冠心病，尤其午睡對冠心病有很好的預防作用。每天午睡30分鐘，可使冠心病發病率減少30%。有些冠心病發病率高的國家，其原因之一就是缺少午睡；而有些發病率低的國家，與有午睡習慣是分不開的。午睡是人體的生理需要，能使大腦和身體各系統得到放鬆與休息，可促進體內激素分泌平衡，使心血管系統舒

緩，降低人體緊張度，從而能夠緩解疲勞，有利於心血管系統健康。有專家把午睡形象地比喻為最佳的「健康充電方式」。但午睡時還須注意以下幾點：

(1)午餐後不宜立即午睡。因為吃完午飯後，有大量的血液流向胃，血壓下降，大腦供氧及營養明顯下降，易引起大腦供血不足。所以，應一般休息20分鐘後再午睡。

(2)午餐不能吃得過飽，也不宜吃油膩的食物。因為吃得太飽，會影響心臟正常收縮和舒張；吃得太油膩，則會增加血黏稠度，加重冠狀動脈病變。

(3)睡姿應取頭高腳低、右側臥位，以減少心臟壓力，防止打鼾。需注意的是坐位及伏案睡有害，會使腦缺氧加劇。

(4)午睡時間過長、過短都得不到充足的休息。所以，午睡應以1小時左右為宜，起床後先在床上做輕度活動，慢慢坐起，在心前區、胸部做5～10分鐘按摩，然後下床喝一杯水。

冠心病患者日常生活三注意

1. 看電視要講究

對於老年冠心病患者來說，看電視也有講究。有一項調查，如果看娛樂性的節目時，心電圖無任何異常；而在觀看驚險的節目時則心率加快，有76%的人心電圖明顯異

常。所以，心臟病老年患者，在看電視時要有選擇性地看，可看一些內容輕鬆愉快的節目，不要看驚險恐懼的片子和競爭激烈的體育節目。尤其是自身患有心臟病，有胸痛、胸悶等症狀，也偶有心律失常者，更不宜看驚險、緊張、恐怖性的電視節目，以免因精神緊張、情緒激動而加重病情，誘發心絞痛或心肌梗塞。

當然，看電視時除了有選擇性地看之外，聲音也不要開得太大，看電視的時間也不宜過久，持續時間最好不要超過2小時。無論看什麼節目，都不要過於「投入」而「目不轉睛」，要採取欣賞和消遣的態度，使身心始終處於放鬆狀態。

每看半小時，要活動一下身體，閉目養神一會兒。

2. 乘飛機要三思

飛機是現代化的交通工具，乘坐條件也越來越好。乘坐飛機能使冠心病患者減少旅途的疲勞，對冠心病患者的旅行是有益的。

一般來說，如果日常活動無明顯不適，無明顯心絞痛發作的冠心病患者，是可以坐飛機的；如果患有急性心肌梗塞或者嚴重的心律失常及心力衰竭、頻發心絞痛、血壓過高等患者，均不宜乘坐飛機。一是因為飛機升降時的「離心」感覺，有時會誘發心臟病急性發作；二是因為在乘坐飛機時，治療條件畢竟有限，很容易延誤治療。

所以，冠心病患者在乘飛機前，最好先到醫院進行檢查，徵求醫生的意見，乘飛機時應隨身攜帶必要的藥物，以防萬一。

心臟病

3. 驟響鬧鈴和電話鈴聲要注意

驚恐對心臟不好，事實確實如此。「嚇一跳」會對心臟產生很大的刺激，影響心臟正常功能的發揮。所以，如果這種驚恐長期持續，不知不覺中就會因承受不了這種負擔而導致心臟病。

舉日常生活為例，睡前將鬧鐘放在枕邊，這對心臟極其不利。當在甜睡中鬧鈴一響，無論誰都會覺得突然，也可能有一部分人由於過度害怕而受到驚嚇。有一部分人在驚嚇的瞬間感覺心悸、脈搏加快，這種情況下的驚嚇就足可引起心律失常。同樣，睡眠中電話鈴聲響起也會引起驚嚇，這對心臟同樣不好。

驟響鬧鈴和電話鈴聲對心臟不利。所以，應將它們設置成音樂盒或其他較柔和的聲音，以減輕心臟負擔。

專 家 提 示

心肌梗塞是一個突發性的疾病，且容易受種種因素的影響。為了有效地預防心肌梗塞的發生，冠心病患者在外出時，要隨身帶上保心丸、硝酸甘油等急救藥物。

備「應急卡」關鍵時刻起作用

為做到有備無患，冠心病患者一個人外出時，還要佩戴一張應急卡片，簡稱「應急卡」，以防不測。

「應急卡」可由一張方形硬紙製作，隨身攜帶。卡片

上列出自己的姓名、年齡、電話、住址以及緊急聯繫人的
電話等，卡片上同時還要寫清楚自己的病情，例如：「我
患有冠心病，當您發現我行動失常或者難以自主時，可能
我的病情發作了！這時，請您不要害怕，麻煩您儘快從我
的口袋裏取一片硝酸甘油，並儘快撥打120，同時通知我
的家人，謝謝您了！」用這種簡單的話告知對方你現在的
病情，在遇到不測的時候，儘快從口袋裏取出，可使他人
或醫生能迅速而準確地瞭解你的病情，從而給予及時並且
正確的急救處置。

心臟病患者洗澡應使用淋浴

有人說，在浴池裏洗澡對心臟病患者不好，其實並非
如此。只要掌握正確方法，一些嚴重的心臟病患者也可以
在浴池裏洗澡。

在浴池裏洗澡是一種全身運動，浴池中的水溫以高出
體溫4～4.5℃為宜，洗浴時間不能太長。

如果浴池的水太熱（43℃以上），血管短暫地收縮然
後擴張，血液循環加快，心臟負荷突然增加。在熱水中洗
澡還可能使血壓急劇上升，易發生腦出血及心絞痛。從浴
池裏剛出來時血壓也有短暫的上升，應引起注意。

而浴池的水是溫水的時候（39～41℃），血管不會發生
急劇的反應，血壓也不會發生特別強的變化。身體代謝緩
和，肌肉鬆弛，心情舒暢。所以，溫水浴對人體是有益的。

另外，如果洗浴時身體浸泡在水中達到頸部，由於水

心 臟 病

壓作用於胸部，呼吸受影響，呼吸面積減少，心臟負擔加重。所以，心臟不好的人不要浸泡到頸部，應浸泡到腰部。

心臟病患者洗淋浴是最理想的，因為洗淋浴體力消耗少，且有鎮靜作用。另外，老年人也不宜進入桑拿等高溫環境，雖然本人可能感覺良好，但也有可能發生意外。總之，應時刻將預防為主放在心上。

老年人不要在浴池的水剛燒好的時候洗浴。因為，浴室的溫度和浴池裏的水的溫度差距較大，此時進入浴池中，由於溫度變化較大可能使血壓急劇上升。

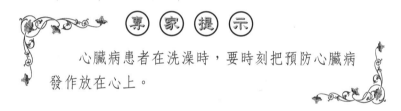

専 家 提 示

　　心臟病患者在洗澡時，要時刻把預防心臟病發作放在心上。

━━━━━• 冠心病患者能拔牙嗎？ •━━━━━

冠心病患者拔牙時應持慎重態度，因為拔牙時會因劇烈疼痛、精神緊張等誘因，誘發心絞痛或心肌梗塞。所以，冠心病患者需要拔牙時應注意以下幾點：

(1) 拔牙時冠心病患者應提醒牙科醫生，自己患有冠心病，可選用針刺麻醉或利多卡因，儘量不要用腎上腺素，以免引起心動過速而誘發心律失常或心力衰竭。

(2) 冠心病患者牙痛時，首先要排除異位性心絞痛。其方法是含化硝酸甘油後，如疼痛在數分鐘內消失，應考慮為心絞痛，如仍不能緩解則應考慮是牙痛。

(3) 有冠心病心絞痛的患者，應先由內科治療，待病情穩定後再拔牙。拔牙前可口服長效硝酸甘油片，同時身邊要有抗心絞痛藥，必要時口腔科醫生和心血管內科醫生應密切配合，並在心電圖監護下拔牙。

(4) 拔牙前應在醫生的指導下服用適當的鎮靜劑，做到充分休息，不要空腹或飽餐後拔牙。

(5) 拔牙前後，應予以預防感染處理，以免由於抵抗力下降而形成創面感染。

(6) 麻醉要安全，操作要熟練，動作要輕巧，盡可能減少疼痛刺激、出血或損傷，以免引起精神緊張和血壓波動，導致冠心病發作。

冠心病患者有下述情況，一般不宜拔牙：①近期內心絞痛頻繁發作。②半年內患急性心肌梗塞。③近期有心力衰竭。④有嚴重頻繁的心律失常，如頻繁的房性或室性早搏呈聯律者或為多源性室性早搏。⑤Ⅲ度房室傳導阻滯。⑥嚴重的竇性心動過緩。⑦未控制的高血壓，如收縮壓大於年齡+120毫米汞柱，舒張壓大於120毫米汞柱。⑧服用較大劑量阿司匹林等抗血小板藥物或抗凝治療。

專 家 提 示

如果拔牙處理不當，有的患者會引起出血，有的患者可誘發心律失常或使原有心律失常程度加重。所以，拔牙時要慎重。

心 臟 病

━━━━━━━━◆ 過分靜養不利於恢復 ◆━━━━━━━━

　　患心衰的患者一般休養7～10天就可以了。靜養時全身的血液需求量減少，可以減輕功能衰弱的心臟負擔，這是非常必要的。輕度的心衰，只要減少活動量，限制飯量就可以了；重度心衰必須臥床休息。除重度心衰以外，過分的靜養反而不利疾病的恢復，而且可發生其他的併發症。長期靜養容易發生血栓性靜脈炎、肺炎、褥瘡等病。

　　長時間閒聊、過飽及睡眠不足都對疾病不利。胃充滿的時候，向上壓迫膈肌，影響心臟活動，從而產生心悸、氣短症狀。

　　有時睡眠不好是由於晚飯吃得太晚造成，故吃飯時間要有正常的規律，少食多餐，多吃一些易消化的食物。

　　多吃肉食會使血液黏稠度升高，且使蔬菜、水果進食量減少，故應注意飲食的平衡。

　　進餐過多會加重心臟負擔。當一次就餐量過大時，心輸出量增加25％。這時血壓略有上升，更加重了心臟的工作量。

　　心絞痛患者餐後稍有活動或不活動就可誘發心絞痛，說明患者病情嚴重，冠狀動脈有多支病症。心肌梗塞也易發生在餐後，這都基於以上因素的影響。

　　有的心衰患者習慣于長期靜養，切記，過分靜養反而不利於疾病的恢復。

第 5 章

預防心臟病，飲食與健康

心臟病與飲食之間存在著密切的關係，飲食結構能在很大程度上決定是否會發生動脈硬化和心臟病。因此，健康飲食是預防心臟病的一個重要手段。

心 臟 病

自測心臟病的危險性

從以下16道選擇題中，選擇符合自身的飲食現狀，可告訴你患心臟病的危險性，又能幫助你調整生活習慣。

1. 對高脂肪食品：

a. 經常食用（＋4分） b. 有時食用（＋2分） c. 不常食用（0分）

2. 對水果、蔬菜：

a. 很少食用（＋4分） b. 有時食用（＋2分） c. 經常食用（0分）

3. 對於抽菸：

a. 每天1～2包（＋6分） b. 每天半包（＋4分）

c. 戒菸不足兩年（＋2分） d. 不吸菸（0分）

4. 對於飲酒：

a. 天天飲酒，每次1000克啤酒或150克以上白酒者（＋4分） b. 每週5次，每次1000克啤酒或150克白酒者（＋2分） c. 不飲酒或適量飲酒者（0分）

5. 對糖果、糕餅等甜食：

a. 經常食用（＋3分） b. 有時食用（＋1分） c. 不常食用（0分）

6. 對咖啡：

a. 每天喝3杯或3杯以上（＋3分） b. 每天喝1～2杯（＋1分） c. 不喝（0分）

7. 對植物蛋白（如豆類及其製品）：

a. 不常食用（＋3分） b. 有時食用（＋1分） c. 經常食用（0分）

8. 關於血壓：

a. 在180／100毫米汞柱以上（＋8分） b. 150／90～180／100毫米汞柱（＋6分） c. 140／85～150／90毫米汞柱（＋4分） d. 120／75～140／85毫米汞柱（＋2分） e. 120／75毫米汞柱或以下（0分）

9. 關於膽固醇：

a. 膽固醇含量達到320毫摩爾／升以上（＋12分） b. 290～319毫摩爾／升（＋10分） c. 191～230毫摩爾／升（＋2分） d. 190毫摩爾／升或以下（0分）

10. 關於糖尿病：

a. 患糖尿病（＋4分） b. 血糖稍高（＋2分） c. 血糖正常（0分）

11. 心臟病家族史：

a. 父母輩45歲前有死於此病者（＋14分） b. 父母輩60歲以前有死於此病者（＋2分）；c. 家族中無死於心臟病者（0分）

12. 工作性質：

a. 腦力勞動（＋3分） b. 體力勞動（＋1分）

13. 體育鍛鍊：

a. 不參加（＋6分） b. 偶爾參加（＋4分） c. 每週5次以下，每次不足半小時（＋2分） d. 每週5次以上，每次半小時以上（0分）

14. 疲勞感覺：

a. 經常有（＋8分） b. 有時有（＋4分） c. 無（0分）

心臟病

15. 關於性格：

a. 情緒受壓抑（＋4分）　b. 遇事易激動（＋2分）

c. 性格豁達，處事泰然（計0分）

16. 關於體重：

a. 超出正常體重30%以上（＋4分）　b. 超出正常體重
10%～20%（＋2分）　c. 體重正常或接近正常（0分）

測試結果：

　　將以上問題所得分數累加起來，所得總分與患心臟
病危險的關係如下：20分，患心臟病的危險很小；21～50
分，有一定可能患心臟病；51～70分，有50%患心臟病的
可能性；71分以上者，非常危險，有很大可能患心臟病。

冠心病患者的飲食原則

冠心病患者應遵循以下5點飲食原則：

1. 飲食要多樣化

　　冠心病患者在營養方面的特殊要求是：低熱量、低脂
肪、低膽固醇、低糖、低鹽和高蛋白質、高維生素，以及
適量的微量元素。要達到上述合理營養的要求，就應該提
倡葷素搭配、糧蔬搭配、粗細搭配和經常「調換花樣」，
不要「偏食」。過去，素有「食不厭精」之說，從現代醫

學的觀點來看，這是不科學的。應提倡「食不厭雜」，越
雜越好。

特別強調指出的是，主食中要多食用五穀雜糧。這是
因為，它們含有大量的蛋白質、糖、維生素、礦物質等，
還含有豐富的維生素E，這些物質對冠心病患者是很有利
的；幾種食物混合食用時，由於各種食物蛋白質中的氨基
酸混在一起，可以取長補短，其營養價值更高。

對於患有冠心病的患者來說，經常食用這類食物，無
疑是有益無害的。

「食不厭雜」不能與不講究營養混為一談，其實質在
於合理營養，即要求飲食中基本營養素的比例要合理，所
必需的物質含量要充足。以這一原則為指導調配的飲食，
稱為「平衡膳」，是冠心病患者的理想食譜。

2. 飲食宜清淡

冠心病的發生與飲食結構和習慣有著密切的關係，尤
其是大量攝入飽和脂肪含量高的食物，會使血液中的膽固
醇、脂肪酸和血漿脂蛋白的含量升高，這是導致冠心病發
病率升高的重要原因。因此，醫學家和營養學家們都把控
制膳食中富含脂肪和膽固醇食物的攝入量作為防治冠心病
的一條重要措施。

無論從營養學、生理學或病理學、醫藥學的角度，還
是從循證醫學的證據來看，冠心病患者的飲食一定要清
淡，忌濃厚油膩食物，如濃豬腳湯、濃雞湯、肉湯等，要
注意限制動物脂肪的攝入量，控制動物性油脂的攝入量，
炒菜儘量用植物性油脂，少吃肥肉，多吃瘦肉，以防止人

心臟病

為地使病情惡化。

現實生活的經驗證明，在冠心病患者的食譜中，牛肉比豬肉好，兔肉要比豬肉、牛肉、羊肉好，豬肉中瘦肉比肥肉好，禽肉比畜肉好，仔禽又比老禽好。

冠心病患者每天攝入的食鹽量應該控制在5克以下，合併有高血壓的冠心病患者更應該限制食鹽的攝入量，建議食鹽的攝入量每日小於3克，炒菜宜少鹽多醋。並可以多選用含鈉量低、含鉀量高的食物，諸如大米、小麥片、無鹼饅頭、麵包、瘦肉、白菜、菜花、萵筍、冬瓜、蘋果、梨、桃、梅子、紫葡萄等。

3. 少吃多餐，未飽先止

飲食過量，對冠心病患者的危害是顯而易見的。進食過飽，胃腸道需要大量血液供給以利於食物的消化和營養的吸收，心肌的供血量相對也就會減少，進而加劇了冠心病患者本已存在的心肌供血不足現象；吃得過飽還可致上腹飽脹，使橫膈上升，胸腔內壓力升高，進而壓迫心臟，阻止血液返回心臟，進一步損害心臟的功能，並影響肺的呼吸功能。

有文獻報導指出，發生急性心肌梗塞的冠心病患者中，有60%以上是因飽餐而誘發的。因此，為了避免飽餐後發生心絞痛和急性心肌梗塞，冠心病患者應以少吃多餐為原則。儘量多吃些容易消化的食物，進食速度不宜快，最好是細嚼慢嚥，吃八成飽即可。這樣，既可以保證患者有足夠的營養補充，又可以減輕心臟負擔，避免因暴飲暴食而誘發心絞痛和心肌梗塞。

　　有些冠心病患者對自己不負責任，逢年過節或者以其他藉口狂飲暴食，往往弄得上吐下瀉，甚至誘發急性心肌梗塞、心力衰竭，甚至猝死。要知道，與健康人相比，冠心病患者的消化功能、解毒能力、血管彈性都有所減退，經不起狂飲暴食的衝擊。因此，為了珍惜自己的生命和家人的幸福，冠心病患者應該牢牢記住「切忌狂飲暴食」。當然，也不能盲目地採取「節食法」來調理冠心病，那樣也會適得其反。

　　在餐次安排上，應該少食多餐。每日應以早餐和午餐為主，晚餐量要控制，不應該養成喜吃營養豐富的飲食和一次性大量進食的就餐方式，因晚餐後活動量減少，離睡覺時間近。

　　應儘量吃易於消化的半流質食物，不要吃油膩或難以消化的食物。對某些患者來說，每晝夜安排4～6次就餐可能比較合理，能消除饑餓感，抑制食慾。

4. 克服吃零食的習慣

　　值得一提的是，冠心病患者不應養成「好吃零食」的習慣，有這種習慣的人也應該加以糾正。

　　因為愛吃零食、會使胃腸道長期處於緊張狀態，得不到休息，並增加心臟負擔。而且吃零食尤其是甜食，會使血液中的葡萄糖含量升高，這對患有心血管疾病的人來說是不利的。

　　而冷飲冷食對高血壓病、動脈粥樣硬化症、冠心病弊多利少，也應適當控制。另外，當冠心病患者看到別人吃零食而饞嘴時，應該理智地提醒自己，並加以克服。

心 臟 病

5. 以蔬菜為主，辨病施膳

冠心病患者每天的膳食應選擇有利於冠心病的蔬菜。比如能降脂的蔬菜，像芹菜、紅蘿蔔、白蘿蔔、番茄、黃瓜、苦瓜、花生米、大蒜、香菇、慈姑、海帶、紫菜等。在炒菜時應當按照以下原則選擇油類，如血脂偏高者可用菜油、花生油等；血脂不高者可選用豬油來炒菜，以利疾病早日恢復。

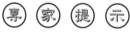

專 家 提 示

冠心病已成為死亡的主要原因，且冠心病與營養不平衡有一定關係。因此，合理地調整膳食是防治冠心病的重要措施。

減少食鹽攝入的訣竅

(1) 掌握食品的含鹽量；

(2) 只對一個菜重點放鹽；

(3) 食用海帶、紫菜煮的湯；

(4) 使用低鹽調味品；

(5) 熟練使用其他調味品。

冠心病患者的合理膳食

冠心病患者合理膳食有七點：

1. 多吃蔬菜、水果

這是個永恆的話題，即使是正常人也應多攝入蔬菜和水果。因為蔬果中含有豐富的維生素，也是少量鈣、鉀、纖維素的主要來源，這些元素能降低人體對膽固醇的吸收，有效預防和治療心臟病。蔬菜一天的攝入量應該在400～500克為宜，水果在100克為宜。

2. 勿吃得過多、過飽

應少量多餐，不吃過油膩和過鹹的食物。

3. 完善膳食平衡，控制吸收的總熱量

肥胖是誘發冠心病的重要因素，肥胖者併發冠心病較正常體重者多，因此患者要防止肥胖，使體重保持在標準的範圍之內。

4. 控制脂肪與膽固醇攝入

隨著生活水準的提高，人們的膳食結構也開始慢慢發生變化，肉、蛋等的攝入量不斷增加，導致飽和脂肪酸和膽固醇的攝入量過多，這些都是誘發高血脂的主要膳食因素。高血脂又是冠心病的主要誘因之一，所以要控制脂肪的攝入量。

5. 適當增加植物蛋白的攝入量

尤其是大豆中的蛋白質占總熱能的12%左右，其中優

心臟病

質蛋白占40%～50%。優質蛋白的攝入中，以動物性蛋白和植物性蛋白各占一半為宜。

6. 控制糖的攝入量

糖吃多了容易引起各種病症，部分可能轉為脂肪，故應相應地減少脂肪的攝入量，儘量少吃純糖食物及其製品。

7. 每日攝入食鹽量不宜超過 6 克

要注意並不只是食鹽裏含有鈉，5毫升的醬油裏也含有1克的鈉鹽。應儘量減少鹹肉、罐頭、火腿、加鹹發酵的食品等高鈉食物的攝入量。

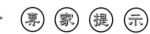

專 家 提 示

許多冠心病患者聽醫生說「要少吃高脂肪、高膽固醇食物」，於是在飲食方面萬分小心，甚至對自己苛刻到了對肉類、雞蛋和牛奶不敢沾的地步。有些人連植物油都吃得很少，長期與青菜、蘿蔔之類的素食為伍，以為這樣就可以遠離心血管疾病的困擾。

其實，冠心病患者不需要過分限制飲食，應適當進食一些瘦肉、雞、魚、蛋、奶及紅棗、桂圓等有助於補血的食物；並注意保持營養平衡，合理搭配飲食，才能增強對各種疾病的抵抗能力。

蔬菜中的「降脂大將」排行表

蔬　菜	功　　　　效
芹菜	芹菜具有較高的營養價值，含有豐富的維生素和礦物質，能增強胃腸蠕動，有很好的通便作用，能幫助排除腸道中多餘的脂肪。經常食用芹菜的人，體內膽固醇的含量會顯著下降，而且還能明顯地降低血壓。芹菜含有較多的粗纖維，同時能加速胃腸蠕動，年老體弱或胃病日久不癒的患者，應減少芹菜的攝入量。
苦瓜	苦瓜是一種涼性食物，有非常明顯的降血糖作用。另外，其含有豐富的維生素B_1、維生素C和多種礦物質，能調節血脂，提高機體免疫力，又有「植物胰島素」的美稱。 　　食用苦瓜時宜急火快炒，不宜長時間的燉煮。
大蒜	大蒜具有明顯的降血脂和預防動脈硬化的作用，並能有效防止血栓形成。經常食用大蒜，能夠對心血管產生顯著的保護作用，因此大蒜又被稱為「藥用植物中的黃金」。 　　醃製大蒜的時間不宜過長，以免有效成分遭到破壞。患有消化道疾病、肝病及眼病的患者不宜過多食用大蒜。
茄子	茄子皮內含有豐富的維生素P，有顯著的降低血脂和膽固醇的功能。維生素P還可以增加毛細血管的彈性，改善微循環，具有明顯的活血、

蔬　菜	功　　　效
茄　子	通脈作用。此外，茄子中還含有大量的皂草苷，也能降低血液中的膽固醇。因此，茄子對於高血壓、動脈硬化的患者來說是理想的食物。 　　油炸茄子會使維生素P大量丟失，因此應避免油炸，或在其表面掛糊上漿後再炸。
菜　花	菜花不僅營養價值高，而且熱量低，食物纖維含量很高，還含有豐富的維生素和礦物質，因此又被稱為「天賜的良藥」。 　　菜花含有較多的類黃酮，而類黃酮是一種良好的血管清理劑，能有效地清除血管上沉積的膽固醇，還能防止血小板的凝集，減少心臟病的發生。 　　蒸食是食用菜花的最佳方式。將菜花在鹽水中浸泡幾分鐘，菜蟲就會從其中跑出來，而且還可以去除殘留的農藥。
辣　椒	辣椒是一種天然的降脂食物，為什麼呢？因為辣椒含維生素C的比例很高。維生素C可以改善機體微循環，降低毛細血管脆性，同時維生素C還能夠降低膽固醇的含量。用辣椒調味能促進脂肪的新陳代謝，防止體內脂肪的積存，因而有降脂和減肥的功效。 　　但是過量食用辣椒會刺激胃腸道黏膜，容易引發胃痛、胃潰瘍等疾病。此外，辣椒屬於大熱之品，高血壓患者應慎食辣椒。

冠心病患者五宜食物

一宜：食用植物蛋白及複合碳水化合物，前者主要指豆類食品等，後者則主要指澱粉類食物。

二宜：食用富含維生素C的食物，因為維生素C可以使膽固醇羥基化，從而減少其在血液中的蓄積。

三宜：食用高纖維食物，以保持大便通暢，有宜於糞便中的類固醇及時排出，從而起到降低血清膽固醇含量的作用。

四宜：食用水產海味食物，如海帶、海蜇、淡菜、紫菜、海藻之類等，這些食物中除含有優質蛋白和不飽和脂肪酸以外，還含有各種無機鹽。它們對阻礙腸道吸收膽固醇有一定作用，同時對軟化血管也有一定作用。

五宜：食用植物油，如豆油、花生油、菜油、麻油等。

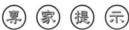
（專）（家）（提）（示）

心臟病患者在日常生活中採取科學的飲食方案將有助於早日康復。

心臟病患者飲食四禁區

正確的飲食方式有助於冠心病的康復，因此心臟病患者應注意4個誤區：

心 臟 病

1. 避免高脂飲食、過量的低脂飲食

在一些冠心病患者的意識裏，認為在飲食上要避免高脂肪及高膽固醇，於是就過度限制進食肉類、雞蛋、牛奶等，甚至連植物油都很少吃，以致身體日漸消瘦。這樣易導致供應心肌的冠狀動脈血液減少，引起心肌缺血。在這種狀態下，只有靠加快血液循環來補償，但是加大血液循環則會加大心臟的工作量，容易形成惡性循環。

另外，營養不良性貧血也會導致心臟貧血，對於心臟病患者危害很大。因此，過分強調低脂、低膽固醇飲食的觀點是不正確的。

2. 攝取含鐵過量的食品

鐵是身體不可或缺的重要營養素，但是進食含鐵過量的食物容易使人患心臟病。當體內一種基因發生變異時，心臟病發病的可能性會增加1倍。而這種基因的變異與一種血色素症有關，這種血色素症會導致患者攝入過量的鐵。一般人體內含有2～4克鐵，而患這種血色素症的患者體內的鐵含量高達20克。

3. 以高脂肪的食物為早餐

早餐的重要性可想而知，所以早餐一定要吃好。但是，早餐攝入過多的脂肪會誘發心臟病。也就是說吃什麼樣的脂肪，是動物油還是植物油，對誘發心臟病倒沒有什麼關係，重要的是攝入的量。

因為高脂肪含量會造成凝血因子的上升，從而導致凝

血急劇升高，該會在引起產生心肌梗塞的血栓時起催化劑作用。所以，早餐應以低脂肪食物為主。

4.過量補鈣

我們知道低鈣易導致高血壓，所以很多高血壓心血管病患者就大量進食高鈣食物。但是，心臟病患者如果過量補鈣，可能引起猝死。因為有很多心臟病發作患者，由於心臟缺血，二氧化碳濃度突然升高，造成鈣離子大量流入心肌細胞內，發生鈣沉積而猝死。所以，心臟病患者應合理地攝取鈣或服用鈣劑。

對於心臟病患者來說，對於飲食方面的要求非常嚴格。有些補品如果過量攝入，對於心臟病患者來說也是不利的。

預防心臟病的食物

某些食物可有效地預防心臟病，預防心臟病的食物有很多，現列出10種供大家參考。

1.芹　菜

芹菜中含有可保護心血管功能的芹菜鹼，很多人吃芹菜只吃莖，卻把葉子丟掉，殊不知，葉子才是營養精華所在，吃芹菜一定要吃葉子。因為葉子的營養價值很高，且維生素C含量比莖還高。

另外，芹菜也是富含纖維素的食物，多吃富含纖維素的食物能夠降低心臟病發作的危險性。

2. 菠 菜

菠菜富含豐富的葉酸，能有效預防心血管疾病。

3. 海 帶

多吃海帶可以防衰老，尤其是女性更要經常吃海帶。不僅如此，海帶屬於可溶性纖維，可以加速有害物質如膽固醇等排出體外，能有效防止動脈硬化，保護心臟。

4. 木 耳

木耳也有刺激腸胃蠕動、加速膽固醇排出體外的功效。常吃黑木耳，對於動脈硬化、冠心病及阻塞性中風患者有較好的保健效果。

5. 黑芝麻

黑芝麻中含有維持血管彈性的不飽和脂肪酸和卵磷脂，多吃黑芝麻能預防動脈硬化。

6. 玉 米

玉米油是良好的膽固醇吸收劑，其中含不飽和脂肪酸、高達六成的亞麻油酸。如果把玉米放在中藥裏，則有利尿作用，可穩定血壓。

7. 黃 豆

黃豆含有氨基酸，可促進體內脂肪和膽固醇代謝，增強心臟功能。

8. 馬鈴薯

含有較多的維生素C和鈉、鉀、鐵等，是少有的高鉀蔬菜。大部分心臟病患者都伴有低鉀傾向，常吃馬鈴薯，

既可補鉀，又可補糖、蛋白質及礦物質、維生素等。可以說，馬鈴薯是一種有益心臟健康的食物。

9. 堅果類

包括杏仁、核桃、松子等，大部分堅果都富含氨基酸和不飽和脂肪酸，對心臟都很有益。

10. 薏 仁

屬於水溶性纖維的薏仁可以加速肝臟排除膽固醇，保護心臟健康。

11. 啤 酒

多喝酒對心臟不利，但適當地飲酒，則可以減少患心臟病的概率。

如果保持一天喝一杯啤酒，就會使患心臟病的概率減到最小；如果每天超出兩杯，則會增加心臟病的發病率。所以，啤酒雖好也並非多多益善，同樣需要節制。

12. 蘋果汁

蘋果是一寶，適合不同年齡、不同體質的人。如果每天吃3個蘋果，則可以有效地預防心臟病。另外，常喝蘋果汁能降低心臟病的患病率，這是因為蘋果汁中的抗氧化劑有利於心臟的健康。調查資料顯示，多喝蘋果汁可以延遲「壞」膽固醇阻塞血管的時間，而「壞」膽固醇阻塞血管的時間越長，患心臟病的概率越大。因此，「每天一蘋果，疾病遠離我」這句話足以說明蘋果的作用。

13. 魚 鱗

我們吃魚都有一個習慣，那就是將魚鱗刮淨，實際上魚鱗的營養價值很高，尤其鈣、磷含量高。對於老年人來

心 臟 病

說，魚鱗是一種特殊的保健品。如果經常性地吃魚鱗，則能起到延緩衰老、促進血液循環、預防高血壓及心臟病的作用。

想吃魚鱗，不妨自己動手做一道「魚鱗凍」，具體做法是：把魚鱗用清水漂淨、瀝乾，放進高壓鍋內，加入適量的醋，以去掉魚鱗的腥味。每500克魚鱗加800克水，用大火煮10分鐘，再改小火煮20分鐘。煮到魚鱗變白、捲曲，湯呈糊狀，打開鍋蓋將鱗片及雜渣撈出，將湯倒入容器中，使其冷凝成膠凍狀。若放入冰箱內儲存，口感會更加細膩。

做好的魚鱗凍還可以用來煲湯，在鍋內放入少許油，以薑片、黃酒和蔥等爆鍋，再加入適量水，將魚鱗凍切塊放入鍋內煮開。再放入適量蔬菜、鹽、味精，開鍋後即可食用。

14. 米　湯

米湯營養豐富，是對心臟病患者有益的飲品。製作方法是：將米和水以14的比例浸泡一夜，第二天用小火煮製米湯，煮好了，將飯粒濾掉，米湯存冰箱內，全天啜飲。為了達到更好的治療效果，可在兩餐之間飲用，而不是在吃飯時飲用。

因為那樣飲用會把消化稀釋，不利於消化。

15. 西　瓜

西瓜不僅是一種「利尿劑」，而且對心臟病患者來說還是一種有益的食品。在平日裏可將西瓜切成小片放在盤子裏，隔幾分鐘吃一小塊。

16. 葵花子

葵花子也是一種健心食品，攝入60克葵花子，就相當於一頓最好的蛋白小餐。也可用葵花子加工成各種美味，比如將葵花子放在涼拌菜上，再澆上麥芽油，這樣的營養品可作正餐用。

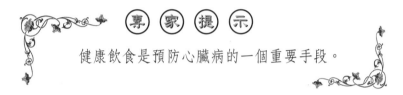

專 家 提 示

健康飲食是預防心臟病的一個重要手段。

養心護心，山藥PK芋頭

山藥和芋頭是兩種對心臟很有益的食物，可以代替部分主食，雖然它們都含有較高的營養價值，但是這兩類食物在營養價值上卻各有所長。

山藥的營養豐富，被視為物美價廉的補虛佳品，有「小人參」之美譽。既可作主食，又可作蔬菜，深受一些減肥人士的喜愛。

山藥的最大特點是含有大量的黏蛋白。黏蛋白是一種營養價值很高的營養素，對人體具有特殊的保健作用，這種營養素能防止脂肪沉積在心血管上，使血管富有彈性，可阻止動脈粥樣硬化過早發生。需要指出的是，山藥雖屬補益食品，但有收斂作用，濕熱寒邪以及便秘的人不宜食用。

芋頭含有營養價值很高的維生素和微量元素，還含有

豐富的氟，具有護齒作用。它性平味甘，具有調中補氣、消癥散結之功效。但芋頭一定要熟食，生食有微毒。

山藥和芋頭的營養價值幾乎是平分秋色，但山藥所含的黏蛋白比芋頭所含的多，兩者比較起來，山藥對心臟更有保護作用。

預防動脈粥樣硬化的食物

牛奶：含有一種可降低血清中膽固醇濃度的因子，還含有大量的鈣質，也能減少膽固醇的吸收。

大豆：含有一種可降低血液中膽固醇含量的皂苷。

生薑：含有一種具有明顯的降血脂和降膽固醇作用的含油樹脂。

大蒜：含揮發性激素，可消除積存在血管中的脂肪，具有明顯的降脂作用。

洋蔥：在降低血脂、防止動脈粥樣硬化和預防心肌梗塞方面有良好的作用。

茄子：含有較多的維生素P，能增強毛細血管的彈性，對防治高血壓病、動脈硬化及腦溢血有一定的作用。

木耳：能降低血液中的膽固醇，可減肥和抗癌。

燕麥：具有降低血液中膽固醇和甘油三酯的作用，常食可預防動脈粥樣硬化。

紅薯：可供給人體大量的膠原和黏多糖類物質，可保

持動脈血管的彈性。

　　山楂：具有加強和調節心肌、增大心臟收縮幅度及冠狀動脈血流量的作用，還能降低血清中膽固醇的含量。

　　茶葉：有提神、強心、利尿、消膩和降脂之功效。

　　海魚：有降血脂的功效。臨床研究表明，多吃魚的人其血漿脂質會降低。另外，多吃魚還有預防動脈硬化及冠心病的作用。

　　蜜橘：多吃可以提高肝臟的解毒能力，加速膽固醇的轉化，降低血清膽固醇和血脂的含量。

 專 家 提 示

　　當飲食中的動物脂肪和膽固醇成分較高時，大量脂類物質可沉積在血管壁，進而加速動脈粥樣硬化的發生和發展。所以，合理的飲食可調整和延緩動脈粥樣硬化的進展。

 花絮

維生素E可防止動脈粥樣硬化

　　人的生存離不開氧氣，但氧氣又可使體內脂肪氧化，形成過氧化脂質。這種過氧化脂質毒性極強，如果沉積在血管中可促進動脈粥樣硬化。維生素E不僅可預防過氧化脂質的產生，還可增加高密度脂蛋白（HDL）的生成，促進低密度脂蛋白（LDL）的排泄。總之，維生素E在預防心臟病方面是很有效的。

心 臟 病

　　維生素E又被稱為「生育酚」，有利於男性不育及女性不孕的治療。維生素E每日的最低攝取量為30毫克。本來維生素E在稻米、小麥、粟等穀類作物的胚芽中及大豆、芝麻中含量較多，但是我們所吃的穀類幾乎都是被加工後的精製產品。另外，現在也很少有人吃大豆和芝麻了，所以許多人患了慢性維生素E缺乏症。

　　此外，我們食入氧化油的機會增加，加之大氣污染，這些都能過多地消耗體內的維生素E。因為油炸食品及速食食品在製作過程中使油氧化，從而消耗體內的維生素E；光化學煙霧中的氧化劑也能消耗體內的維生素E。

　　這樣，一方面維生素E攝取減少，而另一方面體內消耗增加，就會發生維生素E缺乏症。因此，在多吃富含維生素E的食品的同時，應補充口服維生素E。

　　不止維生素E，其他的維生素及礦物質缺乏也能影響健康。以下列舉富含維生素及礦物質的食物。

　　高維生素食物：動物肝臟（維生素A及維生素B_{12}）、蛋（維生素A及維生素B_2、維生素B_6、維生素B_{12}、維生素D、維生素E）、沙丁魚（維生素B_6）、大馬哈魚（維生素B_6）、玄蛤（維生素B_{12}）、牛奶（維生素B_{12}、維生素E）、菠菜（維生素B_{12}、維生素E）、海藻類（維生素A、維生素B_1、維生素D）、香菇（維生素B_2、維生素D）、芝麻（維生素E、維生素B_1）、柑橘（維生素C）、草莓（維生素C）。

　　高礦物質食物：菠菜、牛奶、烤魚片、海藻類、水果類。

━━━━●飲食可改善你的心律●━━━━

科學的飲食可以讓你遠離心律失常，那麼，為了預防心律失常，飲食方面該注意些什麼呢？

1. 控制熱量的攝入

如果熱量過高的話，就會導致血清膽固醇升高，進而促使動脈硬化形成心律失常。

2. 控制膽固醇的攝入

人到了中年之後，即使血清膽固醇不高，也要控制膽固醇的攝入量，不食用動物油代之以植物油及黃豆和豆製品，如豆腐、豆漿等，且每日攝入膽固醇量應在300毫克以下。

3. 控制脂肪攝入量

儘量用植物油作為烹調用油，且不宜過多，過多的植物油亦可造成肥胖。

4. 控制鹽的攝入

本書已屢次提到控制鹽的攝入量，可見過量鹽對心臟的危害之大及限鹽的重要性。同樣，避免心律失常的發生也應少吃鹽。

5. 增加纖維素的攝入

纖維素可刺激胃腸蠕動，加快膽固醇的排泄；還可吸附膽固醇，使膽固醇不易被腸黏膜吸收，從而降低血中膽

固醇含量，降低心臟病發病率，防治心律失常。

6. 增加多種維生素和無機鹽攝入

許多維生素、無機鹽對心血管系統有益，例如：鉀鹽對心血管有保護作用；微量元素碘對降低膽固醇有重要作用，並能減少膽固醇在動脈壁的浸潤、沉積，還能破壞鈣鹽在血管壁的沉積，阻礙動脈粥樣硬化病變的形成，進而防止心律失常的形成。所以，為了避免心律失常的發生，可以多攝取一些新鮮水果和蔬菜，還有就是經常吃一些海產的動植物，如海魚、海蝦、海蜇、海帶、紫菜等。

注重飲食，由食療，人為地控制攝入物質的品質，可以從一個側面起到預防心律失常的作用。

━━ ◆ 心衰的飲食選擇 ◆ ━━

合理的飲食對心衰患者具有重要的意義，心力衰竭患者因消化功能差，應以營養豐富、易消化、低鹽的食物為主。下面介紹一些選擇食物的常識，供心衰患者配餐時選用。

1. 允許攝取的食物

糧食類：大米、麵粉、小米、玉米、高粱。

豆類：各種豆類及其製品，如豆漿、豆腐等。

禽、畜肉類：雞肉、鴨肉（瘦）、豬肉（瘦）、牛肉。

油脂類：植物油為主，動物油少用。

水產類：淡水魚及部分含鈉低的海魚。

奶、蛋類：牛奶（250毫升）、雞蛋或鴨蛋（少於1個／日）。

蔬菜類：含鈉量高者除外。

水果：各種新鮮水果。

調味品：醋、糖、胡椒、咖哩。

飲料：淡茶、淡咖啡。

2. 不吃或少吃的食物

糧食類製品：各種麵包或加鹼的機器切面、餅乾、油條、油餅及發酵做的各種點心。

豆類製品：黴豆腐等。

禽、畜肉類：含鹽及安息香酸的罐頭食品、腸類、鹹肉、臘肉、肉鬆。

油脂類：奶油。

水產類：鹹魚、燻魚、罐頭魚及部分含鈉高的海魚。

奶、蛋類：鹹鴨蛋、松花蛋、乳酪等。

蔬菜類：鹹菜、醬菜、榨菜及部分含鈉高的蔬菜，如菠菜、捲心菜、芹菜等。

水果製品：葡萄乾、含食鹽及安息香酸的水果罐頭或果汁等。

調味品：味精、食鹽、醬油、番茄醬等。

飲料：汽水、啤酒等。

心臟病

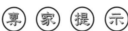 專 家 提 示

　　心力衰竭者除了一般治療、藥物治療外，還應該配合一定的飲食治療。

用美食來止住你的心慌

美食品種	作　　　用
麥	食之可養心安神，減少或治療心悸症狀。
羊肉	性溫味甘，有養血補心、治療心悸作用。
杏	性味酸溫，食之有補心氣作用。古人用其治心悸，也可能取其酸斂心氣作用。
龍眼	味甘性溫，養心安神、補益心氣。
蓮子	味甘性溫，健脾安神。
百合	味甘淡，潤肺、養心、安神。

注意嘌呤含量高的食物

　　嘌呤含量高的食物可造成痛風。血尿酸高的人和已有痛風發作的人容易發生動脈硬化和缺血性心臟病。

　　嘌呤為細胞內核酸的組成成分，其代謝分解產物為尿酸。劇烈運動時，肌肉細胞因運動而代謝加快，血尿酸可暫時增高。

　　當然，食物中的嘌呤也是血尿酸的來源之一。血尿酸高的人，要避免食用嘌呤含量高的食物。

　　痛風亦稱為「帝王病」。過去只有帝王才能總是吃好的，易患該病，因而稱之為「帝王病」。美食家、肥胖的人和攝入動物性蛋白、脂肪多的人容易患痛風和高尿酸血症。酒也可增加血尿酸。尿酸經腎臟排泄到尿中，在腎臟功能低下時，即使嘌呤攝入量很少，也不能充分排出體外而殘留在血液中。

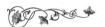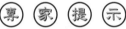

　　在我們日常飲食攝入的各種食物中，嘌呤含量都不一樣，如果我們瞭解了每類食物的嘌呤含量，將有利於我們在飲食過程中控制嘌呤的攝入量，從而更加有利於身體的健康。

各類食物（每100克）的嘌呤含量

	75毫克以下	75～100毫克	100毫克以上
魚、肉類	竹莢魚、螃蟹、鰻魚、薰製鱈魚、青魚、牡蠣、金槍魚、銀魚、雞肉、	鯉魚、鴿子、鱈魚、野雞、比目魚、鵪鶉、蝦蛄、兔肉、鱸魚、羊肉、魷魚、小牛肉、	油沙丁魚罐頭肝臟（雞、牛、豬）腎臟（豬）肉汁

	75毫克以下	75～100毫克	100毫克以上
魚、肉類	火腿	鵝、大馬哈魚、貝類、鹿肉、臘肉、牛肉、	
		牛舌、豬肉、野鴨子、肝、香腸、肉湯、雞肉湯	
穀類	麥片粥		
豆類	四季豆豌豆粒	納豆（乾燥重量）	
蔬菜類	蘆筍、花菜、蘑菇、青豌豆、菠菜、青豆角、柿子		

━━━━✦ 防止肥胖的五個飲食訣竅 ✦━━━━

　　首先，準備好體重計。減肥要先關心體重，通常情況下，體重增減1～2公斤是沒有意義的，超過這個範圍，才說明體內能量供給和消耗的平衡發生了變化。

　　其次，要注意能量的攝入和消耗，體重增加時，要限

制能量的攝入，增加能量消耗，增加運動量。若數月之後體重仍未減輕，則應請教醫生和營養師。

改善、預防肥胖的飲食要點如下：

1. 充分攝入優質蛋白

有人認為減肥很容易，不吃東西就行了，因此就極端地限制飲食，結果卻導致了營養失調。減肥要控制的是脂肪和糖分，不能減少其他營養素。

含必需氨基酸的蛋白質供給不足時，會導致體力、免疫力下降，引起疲勞、感染性疾病等。

2. 控制糖分的攝入

過量攝入糖分時，中性脂肪含量會有所增加，並沉積在皮下，因此，應控制糖分的攝入量。而且，不僅甜的食物含有糖分，米和小麥也含有糖分。

3. 慢慢進食，只吃七分飽

為什麼吃飽飯就覺得舒服呢？除胃被充滿的物理性原因外，大腦飽脹中樞受到刺激亦可產生飽感。

另外，吃到七分飽時才能有飽感，若進食較快，有飽脹感時就已經吃過量了。而過量飲食極易給心臟增加負擔，提高冠心病的突發率。

4. 食用黃綠色蔬菜

不要忘記維生素和人體不可缺少的微量元素，因此要儘量多食用富含維生素和微量元素的黃綠色蔬菜。

心臟病

5. 吃飯時間規律

應保持一日三餐，如將每日三餐減少一次時，人體因能量的供給次數減少會產生自我保護，將吃進的食物變成脂肪蓄積起來，供下次慢慢利用。

進食次數減少，就會有饑餓感。有人就會大意地認為，已經少吃一頓了，多吃點也沒關係，結果反而使攝入量增加了。所以，有時進食次數減少，體重反而會增加。

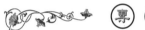

「心寬」有益於健康，但「體胖」未必對健康有利，肥胖者易患冠心病已是不容置疑的事實，所以心臟病患者要科學飲食，以徹底擺脫肥胖。

━━━◆ 抗血栓的飲食建議 ◆━━━

用飲食控制您的血栓因子可能是您能採取的避免冠心病和中風的最重要的措施──甚至比控制膽固醇更加重要。以下是您的最好選擇：

多吃魚、大蒜、洋蔥、薑和喝紅葡萄酒（適量），它們都可幫助稀釋血液，阻止有害的血栓因子的形成。

限制脂肪，特別是限制動物飽和脂肪的攝入，從而起到抗血栓的作用。

另外重要的一點是，在不得不吃促血栓食物的同時，

要吃抗血栓食物。一些成功的組合是蛋和洋蔥或者燻鮭魚、乳酪和紅葡萄酒。

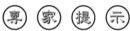

切忌不要過量。如果您正在服用血液稀釋藥物，且有過出血發生或者有出血或出血性中風的家族史，就讓醫生檢查一下您的血液，確保凝血功能正常，看是否需要適量吃一些稀釋血液的食物。

心臟病患者吃蔬菜最好蒸著吃

心臟病患者吃蔬菜最好蒸著吃，因為蒸著吃能盡可能多地保留蔬菜中的營養成分。炒、煎、炸的烹飪方法，味道雖好，但對蔬菜的營養成分破壞較多，攝入的油脂也易超標。

常吃的蔬菜比如胡蘿蔔、芹菜、茄子等，可切成絲或段，拌上麵粉直接上籠蒸，蒸熟之後，放蒜蓉、鹽和植物油吃。其實，能蒸著吃的蔬菜的種類有很多，如油菜、芥藍、小白菜、油麥菜、菠菜、西蘭花等。蒸出來的菜清脆爽口，吃的時候淋一點植物油，蘸著生抽吃，味道更好。

心 臟 病

━━━■心臟不好，性生活前少吃點■━━━

有的心臟病患者幾乎沒有性生活，或者是因為病情而使其受到了嚴重的影響。他們認為，帶病過性生活時，會使心臟負擔加重，容易導致心臟病發作，甚至引發猝死。當然，心臟病患者在過性生活的過程中的確存在發生心血管意外的可能性，因此對於那些患嚴重心臟病的患者來說，應絕對禁止性生活，但這種情況卻十分少見。

普通中老年男性在整個性交過程中所造成的體力消耗僅相當於登 2 層樓梯所消耗的熱量，最大心臟負荷的持續時間不超過15秒，這對心臟病患者來說並無風險。不過，普通心臟病患者進行性生活也是有一定禁忌的。

如果剛剛做完心臟手術，在前三四個星期內，絕對不能有性生活。之後，可在醫生的指導下恢復性生活。但患者在過性生活前，應有充分的休息。

如患者患有嚴重的心臟病，可在過性生活前30分鐘服用適當藥物以預防心臟病的發作，並最好在床邊備好硝酸甘油等急救藥物，以防萬一。

患者在過性生活前應少吃點，避免大吃大喝。因為食物在進入腸胃時，要消耗更多的血液供給，使分配到心臟的血流量減少。如果這時進行性生活，心臟供血不足，可能會引起心絞痛、心肌梗塞發作。

另外，患者在過性生活時，應避免活動太劇烈或者時間過長。若在性交過程中感到心悸，且心率顯著加快，並出現胸悶、胸痛或極度疲勞等情況時，應停止性生活。

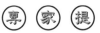

即使患有心臟病，也應享受健康的夫妻生活，只要條件適宜，性生活甚至可以促進健康。

冠心病患者飲食的兩高

(1)**高維生素**：水溶性維生素B、維生素C和維生素P均能促進毛細血管內膜間隙黏膜質的增多，增強血管壁韌性和彈性，減低血管壁脆性，對保護和改善血管狀態非常有利。因此，要注意補充富含維生素的新鮮蔬菜和水果，且每日總量應在500克以上。資料表明，價格低廉的蘋果、梨、黃橘、桃、山楂等水果，以及蘿蔔、黃瓜、冬瓜及綠葉蔬菜中都含有水溶性維生素，可補充機體需要且無需花費過多錢財。

(2)**高纖維素**：食物纖維屬於多糖，不能完全被人體分解利用，多吃可增加糞便內膽固醇的排出，降低膽汁和血清中膽固醇的濃度，並軟化糞便，防止便秘。故多食富含纖維素的穀類、水果和蔬菜，如玉米、小米、芹菜、韭菜、木耳、黃花菜等，對冠心病患者是有好處的。

此外，冠心病患者在飲食中還應注意不飲酒或只喝適量的紅葡萄酒，少喝其他含糖、酒精的飲料。

心 臟 病

─────• 治療瓣膜性心臟病的七個良方 •─────

1. 桑葚糖

【材料】乾桑葚200克，白砂糖500克。

【用法】將白砂糖放入沙鍋內，加少許水用小火煎熬至較稠時，加入乾桑葚碎末，攪勻，再繼續熬至用鏟挑起即成絲狀而不黏手時停火，將糖倒在表面塗過食用油的大搪瓷盤中，待稍冷，把糖分割成小塊。隨量服食。

【主治】瓣膜性心臟病肝腎陰虛，心悸怔忡，頭暈目眩，視物模糊，便秘。

2. 玉竹豬心

【材料】玉竹50克，豬心100克，蔥、花椒、鹵汁、鹽、白砂糖、味精、香油各適量。

【用法】將玉竹洗淨、切段，用水稍潤，煎煮兩次，收取煎液約1500毫升。將豬心剖開、洗淨，與煎液、蔥、花椒同置鍋內，煮熟撈起，撇淨浮沫，在鍋內加鹵汁適量，放入鹽、白砂糖、味精和香油，加熱熬成濃汁，將其均勻塗在豬心內外。每日2次，佐餐食用。

【主治】瓣膜性心臟病陰血不足、心律不整者。

3. 黃精粥

【材料】黃精50克，粳米100克。

【用法】把黃精用清水浸泡後撈出，切碎備用。粳米淘洗乾淨，與黃精一同放入鍋內，加清水，用大火燒沸後

改用小火煮至粥成。晨起作早餐食用。

【主治】瓣膜性心臟病陰精虧損，心悸怔忡，氣短乏力。

4. 梅花粥

【材料】梅花5～10克，粳米50～100克，白砂糖、水各適量。

【用法】粳米淘洗乾淨，加水煮粥，待粥半熟時，加入梅花、少許白砂糖同煮為粥。早餐服用，每日1次，連服7天。

【主治】瓣膜性心臟病肝鬱氣滯，胸悶疼痛，心悸氣短。

5. 莪朮豬心飲

【材料】莪朮25克，豬心1具，其他調料適量。

【用法】將莪朮洗淨、切片，與豬心一同放入鍋中，加水適量煮熟，放入少許調料調味。食肉飲湯，每日1劑，連服數日。

【主治】瓣膜性心臟病氣血不足，瘀血阻滯，胸悶胸痛、心悸不安、氣短、睡眠不安。

6. 參歸山藥豬腰湯

【材料】豬腰1個，人參、當歸各10克，山藥30克，麻油、蔥、薑各適量。

【用法】豬腰對切，去除筋膜，沖洗乾淨，在背面用刀劃斜紋，切片備用。把人參、當歸放入沙鍋中，加清

心 臟 病

水煮沸10分鐘，再加入豬腰、山藥，略煮至熟後加麻油、蔥、薑。佐餐食用，每日1次，連服7天。

【主治】瓣膜性心臟病氣血兩虛，心悸怔忡，氣短懶言，自汗，腰痛。

7. 黨參泥鰍湯

【材料】活泥鰍100克，黨參20克，薑末、鹽、蔥花、味精各適量。

【用法】將泥鰍洗淨，棄頭、尾及內臟，放入少許食鹽及薑醃製15分鐘。鍋內放油燒七成熱，放入泥鰍炒至半熟，倒入清湯或開水，加入黨參同燉至熟爛，加入薑末、鹽等佐料，起鍋前再加入蔥花、味精。每日1次，佐餐食用。

【主治】瓣膜性心臟病脾虛有濕，心悸氣短，身體困重，大便不實。

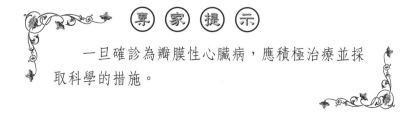

專 家 提 示

一旦確診為瓣膜性心臟病，應積極治療並採取科學的措施。

冠心病患者的菜譜

1. 木耳燒豆腐

【配料】黑木耳15克，豆腐60克，蔥、蒜各15克，花

椒1克，辣椒3克，菜油適量。

【製作】

(1) 將木耳洗淨，豆腐切塊。

(2) 將鍋燒熱，下菜油，燒至六成熱時，下豆腐，煮十幾分鐘，再下木耳翻炒，最後下辣椒、花椒、蔥、蒜等調料，炒勻即成。

【功效】適用於冠心病患者食用。

2. 山楂燉牛肉

【配料】山楂15克，紅花6克，紅棗10枚，熟地6克，牛肉、胡蘿蔔各200克，紹酒、蔥、薑、鹽各適量。

【製作】

(1) 把山楂洗淨、去核；紅花洗淨去雜質；紅棗去核、洗淨；熟地切片；牛肉洗淨，用沸水焯一下，切成4公分見方的塊；薑拍鬆，蔥切段。

(2) 把牛肉、紹酒、鹽、蔥、薑放入燉鍋中，加水1000毫升，用中火煮20分鐘後，再加入上湯1000毫升，煮沸，下入胡蘿蔔、山楂、紅花、熟地，用文火燉50分鐘即可。

【功效】補氣血、去瘀阻，適於心絞痛（心痹）之冠心病患者食用。

3. 燴雙菇

【配料】罐頭蘑菇200克（或鮮蘑菇250克），香菇50克，鹽1克，味精0.5克，白砂糖5克，濕澱粉6克，精製豆油30毫升。

心臟病

【製作】

(1) 香菇用開水浸發30分鐘，撈出，去蒂洗淨，擠乾水，浸香菇水去沉澱泥沙後備用；蘑菇洗淨。

(2) 將水、鹽、味精、白砂糖、濕澱粉置碗中攪勻，作茨汁待用。

(3) 鍋中下精製豆油，油熱後放入香菇煸炒1分鐘，再投入蘑菇翻炒片刻，最後投入茨汁，待湯汁微開，勾茨均勻時即可出鍋。

【功效】香菇及其提取物生物鹼香菇嘌呤有降膽固醇作用；蘑菇效果與香菇類似。其作用機制可能與抑制體內膽固醇合成，促進膽固醇分解、排泄，抑制膽固醇吸收有關。

4. 綠豆芽炒兔肉絲

【配料】兔肉100克，綠豆芽250克，油、各種調料適量。

【製作】將綠豆芽洗淨，並將兔肉切成絲。在鍋裏放油，炒熟肉絲之後放綠豆芽，爆炒1分鐘放入調料調味即可。

【功效】補中益氣、清熱解毒；輔助治療各型高血壓病、冠心病、動脈粥樣硬化症；脾胃虛寒者不宜食用本品。

5. 素炒黑白菜

【配料】木耳（水發）100克，大白菜（小白菜）250克，油、調料各適量。

【製作】

(1) 將木耳洗淨，白菜洗淨、切段。

(2) 在鍋內放油，將木耳放入鍋中爆炒，然後放入切好的白菜，再爆炒兩分鐘後放入調料調味即可。

【功效】本品對高血脂、高血壓、冠心病以及中老年肥胖症有一定療效。

6. 洋蔥炒肉片

【配料】豬肉（瘦）60克，洋蔥（白皮）320克，油及各種調料適量。

【製作】將豬肉切成片，放入油鍋中炒1分鐘，然後放入切好的洋蔥，再放入各種調料調味即可。

【功效】健脾開胃、理氣和中；高血壓病、高血脂症、冠心病屬脾虛氣滯者，均可食用本品。

7. 香菇豆腐筍

【配料】香菇（鮮）100克，冬筍50克，北豆腐250克，油、各種調料適量。

【製作】將香菇去蒂、洗淨，冬筍洗淨，豆腐切塊。鍋中放油，燒至七八成熱，然後陸續將豆腐、香菇、冬筍放入鍋中，最後根據自己的口味放入各種調料，六七分鐘之後即可出鍋。

【功效】此菜具有減肥降壓、健脾開胃、寬中下氣的作用，適用於治療高血壓病、冠心病。

心臟病

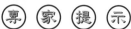

　　心臟病是嚴重危及中老年人生命健康的頑症，它與飲食之間存在著密切的聯繫。

心臟病三餐食譜

(1)早餐：

花卷（麵粉50克、黃豆粉20克）

玉米麵糊粥（玉米麵30克）

熗芹菜（芹菜50克、花生仁20克）

茶葉蛋1個（雞蛋60克）

(2)午餐：

大米飯（大米100克）

肉絲麵（麵條50克、豬瘦肉10克、木耳10克）

番茄炒雞蛋（番茄150克、雞蛋50克）

紅燒鰱魚（白鰱100克）

(3)晚餐：

千層餅（麵粉50克）

綠豆稀飯（大米30克、綠豆20克）

炒油菜（油菜150克）

五香豆腐絲（乾豆腐100克）

全日烹調用油15克。

全日總熱量8387千焦（1997千卡）左右。

心臟病湯療五例

1. 丹參飲

【原料】丹參30克，檀香6克，白砂糖15克。

【做法】將丹參、檀香洗淨入鍋，加水適量，大火燒沸，小火煮45～60分鐘，濾汁去渣即成。

【服法】每日服1劑，分3次服用。

【功效】行氣活血、養血安神、調經止痛、清營熱除煩滿。適用於血脂增高、心電圖異常、長期心前區憋悶、時或絞痛、舌質有瘀點等症。還可用於心血不足、心血瘀阻之心悸失眠、心煩不安、月經不調、經期情志不舒等症。

2. 薤白燉豬心

【原料】豬心1只，薤白150克，胡椒粉等調料適量。

【做法】豬心洗淨入鍋，加水適量，用大火燒沸煮熟，加入薤白，用小火煮燉至豬心軟透，加入調料即成。

【服法】佐餐服用。

【功效】通陽散結、健脾益心、理氣消食。適用於胸痹、胸悶疼痛、氣短、心悸、失眠、脘腹脹滿疼痛、飲食不振、大便溏瀉、舌淡苔薄、脈沉細等症。

3. 海藻黃豆湯

【原料】昆布、海藻各30克，黃豆150～200克，各種調料適量。

【做法】將三種材料放入鍋中，加入適量水燉至半小

時。

【服法】煮湯後加適量調料即可服食。

【功效】適用於冠心病併發高血脂症、高血壓患者食用。

4. 魚鱗湯

【原料】魚鱗、油及各種調料適量。

【做法】鍋內放入少許油，以薑片、黃酒和蔥等爆鍋，加入適量水，魚鱗凍切塊放入鍋內再煮沸。

【服法】放入適量調料即可食用。

【功效】可預防骨質疏鬆症、心臟病。

5. 蘆筍梭子魚湯

【原料】梭子魚500克，蘆筍200克，小番茄100克，青菜、薑末、白砂糖、生抽、鹽、料酒各適量。

【做法】蘆筍、小番茄，分別洗淨，切成段備用；梭子魚去掉魚骨，用刀背剁成肉糜，加入薑末、白砂糖、生抽、鹽、料酒；用筷子朝一個方向攪動，讓魚肉上筋；鍋內放入水大火燒熱後加少量鹽，轉中火，下入魚丸；魚丸全部漂起後，加青菜一起煮5分鐘就可以了。

【服法】佐餐服用。

【功效】常吃梭子魚，可以預防冠心病和動脈硬化的發生。

要想喝湯的效果達到最佳，喝湯時間也有一

定的講究，常在飯前喝湯對心臟病患者的康復有
著舉足輕重的作用。

━━━━ 心臟病粥療十例 ━━━━

1. 大蒜粥

【原料】紫皮蒜30克，粳米100克。

【做法】將紫皮蒜置沸水中煮1分鐘後撈出蒜瓣，再
將粳米洗淨，入鍋煮粥，待粥煮好後，再將蒜放入粥中略
煮。

【服法】可早、晚食用。

【功效】大蒜是治療心臟病的有效食物，將大蒜製成
粥，不僅美味，而且治療心臟病的效果更佳。

2. 玉米粉粥

【原料】玉米粉50克，粳米100克。

【做法】將粳米洗淨，把玉米粉放入大碗內，加冷水
調稀。將粳米放入鍋內，加清水適量，用大火燒沸後，轉
用小火煮至米九成熟，將玉米粉糊倒入，邊倒邊攪，繼續
用文火煮至米爛成粥。

【服法】每日兩次，早、晚餐食用。

【功效】降脂、降壓。對動脈硬化、冠心病、心肌梗
塞及血液循環障礙有一定的治療作用；高血脂症患者常服
也有效。

心臟病

3. 韭白粥

【原料】韭白30克，粳米100克。

【做法】將韭白洗淨，粳米淘淨。將韭白、粳米放入鍋內，加清水適量，用大火燒沸後，轉用小火煮至米爛成粥。

【服法】每日兩次，早、晚餐食用。

【功效】韭白營養成分高，是治療冠心病的食療方。

4. 三仁粥

【原料】柏子仁、棗仁、桃仁各10克，粳米60克，白糖15克。

【做法】將柏子仁、棗仁、桃仁弄碎，放入鍋中，加水適量，置大火煮沸30～40分鐘，濾渣取汁，將粳米淘淨入鍋，倒入藥汁，大火燒沸，小火熬成粥。

【服法】早晚皆可，佐餐服用。

【功效】活血化瘀、養心安神、潤腸通便。適用於瘀血內阻之胸部憋悶，時或絞痛；心失所養之心悸氣短、失眠；陰津虧損之大便乾燥，舌質紅或有瘀點、瘀斑。

5. 胡蘿蔔粥

【原料】新鮮胡蘿蔔50克，粳米200克。

【做法】先將胡蘿蔔洗淨，切成碎塊。將粳米洗淨，放入鍋中，加水約800毫升，置火上如常法煮粥，水沸時加入胡蘿蔔，小火煎煮至粥稠即成。

【服法】每日1劑，早、晚溫食。

【功效】健胃補脾，降壓。用於治療經常眩暈、頭痛、頭重、胸悶的冠心病患者。過食胡蘿蔔後，可引起皮膚黃染，但停食2～3個月後，黃染可自行消退，對健康無害。

6. 荷葉粥

【原料】新鮮荷葉一大張，粳米50克，冰糖適量。

【做法】

(1) 將荷葉洗淨，切成細片，放入鍋中，加水500毫升，大火煮沸，小火煎35～40分鐘，去荷葉渣取汁約200毫升。

(2) 將粳米、冰糖加入上汁中，添加適量水如常法煮粥，粥熟即可。

【服法】每日1劑，分早、晚溫食。

【功效】清熱解暑、消腫降脂。用於高血脂症、動脈硬化症、高血壓病、肥胖症患者。荷葉含荷葉鹼、蓮鹼和黃酮，有較穩定的降脂、降壓作用，可常食。

7. 白蘿蔔粥

【原料】新鮮白蘿蔔100克，粳米100克。

【做法】將白蘿蔔洗淨切成薄片，搗汁備用，或將白蘿蔔洗淨後切塊。粳米中加水700毫升，如常法煮粥，至粥快熟時，對入蘿蔔汁，或加入切碎的蘿蔔，再煮1～2沸即可。

【服法】每日1劑，分早、晚溫食。

【功效】降氣寬中、消食行滯、化痰。可用於治療冠

心病、高血壓病。

8. 枸杞粥

【原料】枸杞子20克，糯米50克，白砂糖適量。

【做法】將枸杞子洗淨，晾乾，揀去雜質。將枸杞子、糯米、白砂糖放入沙鍋內，加水500毫升，用小火燒至微滾到沸騰，待粥稠時，再用微火燜5分鐘即可。

【服法】每日1劑，分早、晚溫食。

【功效】補益肝腎。用於冠心病、高血壓病、高血脂症。

9. 木耳粥

【原料】黑木耳30克（或銀耳10克），粳米100克，大棗5枚，白糖或冰糖適量。

【做法】

(1) 用300毫升左右水將黑木耳（或銀耳）浸泡半天，然後洗淨備用。

(2) 將大棗、粳米放入鍋中，加水700毫升，如常法煮粥，待煮沸後，加入黑木耳（或銀耳），煮成稠粥，再加白砂糖調勻，即可食用。

【服法】每日1劑，分早、晚溫食。

【功效】滋陰、益氣、和血。用於冠心病、高血壓病、動脈硬化症，證屬陰虛陽亢者。因木耳滋補力較強，故感冒、發熱時忌服；又因黑木耳有破血活血作用，故孕婦慎用。

10. 山楂粥

【原料】山楂40克，粳米100克，白砂糖10克。

【做法】

(1) 將山楂洗淨，用刀拍碎，然後放入鍋內，加水1500毫升，大火煮沸後，小火煎煮約60分鐘，去渣取汁。

(2) 將粳米加入山楂汁中，再加約300毫升清水煮粥，粥將成時加入白砂糖，再煮1～2沸即成。

【服法】每日1劑，分早、晚溫食。

【功效】健脾胃、消食積、散瘀血、降脂。用於痰濕內阻型高血脂症、動脈硬化症患者。山楂粥酸甜，可做上午、下午點心服用，不宜空腹食用。以7～10天為一療程，慢性脾胃虛弱的患者慎用。

每天堅持喝一碗粥，對身體有保健作用。

心臟病的茶療法

1. 首烏茶

【原料】製首烏6克。

【做法】將何首烏洗淨，切片，曬乾或微烘乾，再以黑豆煮汁拌蒸，曬後變為黑色即成製首烏；再將製首烏放入茶杯中，以沸水約150毫升沖入，加蓋泡10～20分鐘即

心 臟 病

成。

【飲法】每日1劑，不拘時飲服。

【功效】補益精血。用於治療冠心病、心絞痛、高血壓病、高血脂症。

2. 苦丁茶

【原料】苦丁茶、菊花、桑葉、白茅根、鉤藤各 6 克。

【做法】將上述諸藥揀去雜質，洗淨，研成粗末，用紗布包好備用。將紗布袋放入大保溫杯中，沖入沸水約200毫升，加蓋燜20～30分鐘即成。

【飲法】每日1劑，代茶頻飲。

【功效】清熱平肝。用於冠心病、高血壓病的輔助治療，可改善患者頭痛、眩暈、心煩易怒、睡眠不寧、面部烘熱、目赤口苦等症狀。苦丁茶為冬青科植物枸骨和大葉冬青的嫩葉，於清明前後採收，外表綠褐色或黃綠色，與一般粗茶相似。用沸水泡開後，浸液味苦，與普通茶葉不同，有散風熱、清頭目之功，與桑葉、菊花、鉤藤、白茅根相配伍，重在清熱平肝。

3. 三寶茶

【原料】普洱茶、菊花、羅漢果各6克。

【做法】將上述三味藥共研成粗末，用紗布袋（濾泡紙袋效果更佳）裝好。之後，將紗布袋置於保溫杯中，沖入沸水150毫升，加蓋燜3～5分鐘即可。

【飲法】每日1劑，代茶頻飲。

【功效】降壓、消脂、減肥。用於治療高血脂症和高血壓病。普洱茶有著良好的降壓、降脂作用。菊花、羅漢

果亦是降壓良藥，三藥合用，可作為高血脂症、肥胖症、高血壓病等患者經常服用的飲料。

4. 西瓜決明茶

【原料】西瓜皮、決明子各適量。

【做法】首先將新鮮西瓜皮洗淨，連續曝曬3天後，切成薄片。決明子洗淨，揀去雜質，研成細末，用紗布包好。接著將乾西瓜皮及紗布包置於保溫杯內，用開水約150毫升沖泡，加蓋燜10～20分鐘即成。

【飲法】每日1劑，代茶頻飲。

【功效】清涼、平肝、降壓。用於治療高血脂症、高血壓病，防止冠心病的發生、發展。

5. 補益麥冬茶

【原料】麥冬30克，大生地30克。

【做法】將上述兩味藥放入鍋中，倒適量水，用小火煮沸，去渣取汁即可。

【飲法】每日1劑，代茶飲服。

【功效】有明顯的清熱、養陰、生津作用，具有益精強陰、補氣養心的功效，可改善心肌營養，提高心肌耐缺氧能力，是中老年人預防冠心病、心絞痛的保健茶。

6. 止痛活血茶

【原料】紅花、檀香各5克，綠茶2克，赤砂糖20克。

【做法】煎煮成茶。

【飲法】代茶飲服。

【功效】紅花可活血祛瘀，檀香可理氣止痛，綠茶可

心 臟 病

消食化痰,赤砂糖配伍上藥有溫經活血之效。如選用適當,具有較好的活血、化瘀、止痛作用,可防治冠心病患者的心胸悶窒和隱痛。

7. 舒心菖蒲茶

【原料】石菖蒲3克,酸梅、大棗各5枚,赤砂糖適量。

【做法】煎煮成茶。

【飲法】代茶飲服,每日1劑。

【功效】主藥石菖蒲可舒心氣、暢心神,有擴張冠狀動脈作用。酸梅、大棗可健脾寧心。本藥茶對由心氣虛弱、心血不足引起的驚恐、心悸、失眠、健忘、不思飲食等症效果尤佳,也適宜於冠心病及其疑似患者服用。

8. 擴冠止痛三七茶

【原料】三七花、三七各3克。

【做法】兩藥放入杯中,用沸水沖泡。

【飲法】待溫度適宜後,頻頻代茶飲,每日1劑。

【功效】三七有擴張冠狀動脈、增加冠脈血流量、減少心肌耗氧量的作用。本藥茶具有良好的擴冠、活血、祛瘀、止痛功效,經常飲服對冠心病、高血脂症等病的防治多有裨益。

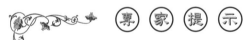
專 家 提 示

茶水可以補充體內水分。每天喝茶能夠使患心臟病的概率降低11%,還可以預防結腸癌等一些癌症。

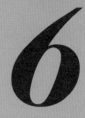

堅持運動，防治心臟病

有些心臟病患者認為運動對病情不利，所以就儘量避免運動。殊不知，心臟病患者發病後，假如能保持體能上的良好狀態，就能降低60%第二次發病的概率。因為運動對預防和延緩動脈粥樣硬化的發展很有幫助，但切記不能進行劇烈的運動。

心 臟 病

測量運動中的心跳數

　　不妨在運動時停下來，測量自己的脈搏次數，脈搏次數等於心跳次數。1分鐘的跳動數超過「(170～180)—實際年齡」時，表示此時的運動量已超過安全運動量。

　　運動不能「返老還童」「永保年輕」，運動只能延遲老化現象、預防成人病。所以，運動時應「量力而為」，根據自己的年齡選擇合適的運動及運動量。

◆ 科學鍛鍊，預防冠心病 ◆

　　生命在於運動。經常性地參加體育鍛鍊，對於預防肥胖、鍛鍊循環系統的功能和調整血脂代謝均有裨益，是預防冠心病的一項積極措施。

　　運動有什麼好處？運動不僅能加速新陳代謝，還能增加脂質的氧化消耗，使血脂下降，減少和避免脂質沉積在血管內壁上，有利於防止動脈粥樣硬化的產生。如果每天堅持行走1小時可使2型糖尿病的發生率降低一半。不僅如此，運動還可使各臟器協調功能增強，消除憂慮，放鬆心情，使大腦更敏銳活躍，減輕神經的緊張疲勞，改善心臟血液灌注，增加冠狀動脈的側支循環，起到保護和改善心臟功能的作用。

　　運動有這麼多好處，但是對於冠心病患者來說，要根據自身的身體情況、年齡、心臟功能狀態來確定運動量，以不過多增加心臟負擔和不引起不適感覺為原則。運動不

可過於盲目，要科學地鍛鍊。科學地鍛鍊主要表現在以下幾方面：

(1) 運動時每分鐘最大心率為「（170～180）－年齡」。

(2) 運動頻率為每週3～5次，每次持續20～60分鐘。

(3) 運動的方式以進行有氧活動為宜，如散步、慢跑、慢騎自行車、打太極拳、做保健操等，儘量避免有憋氣動作的活動，如舉重等。

(4) 活動與運動要循序漸進，要有規律性、持久性，不宜做劇烈活動。劇烈活動可引起各種心律失常。

如需做劇烈活動，凡35歲以上或有冠心病易患因素者，均應先做運動心電圖。運動前應有5～10分鐘的準備活動，可做一些有規律的、重複的輕度活動，以使脈率逐漸增加至運動時的脈率，運動後也應有5～10分鐘的恢復活動，以使四肢血液逐漸返回至中央循環。

健康運動 貼心叮嚀

(1) 要在安全範圍內運動

運動強度持續超越安全運動界限是很危險的，有時可引起心絞痛，嚴重者可引起危險的心律失常，導致猝死。常有因此而發生休克、猝死的患者，在突然意識喪失、暈倒時，若周圍沒有人為其做心臟按摩等急救措施，就會引

起死亡。但有一些患者雖然經過了急救,也會在3分鐘之內死亡。類似事故總是不斷發生。

(2)早晨運動前一定要做準備活動

有人經過一夜的酣睡,疲勞盡消、精力充沛,會快速翻身起床,這不是好的習慣。人在睡覺時幾乎不動,醒時身體尚不靈活,運動效果最低,且使身體休息的迷走神經仍在發揮強大作用,冠狀動脈也未充分擴張。此時如進行劇烈活動,如抬重物,就會使心臟負荷加重,極易引發心絞痛。所以,運動前要小心地做準備活動。

(3)隨身攜帶硝酸甘油等急救藥品,出現心絞痛等症狀時,可及時服用。

(4) 不要進行暴發性或過於劇烈的運動,尤其是不要參加競爭性強的比賽或運動。

(5)運動後不要立即熱水淋浴,應休息20分鐘後進行溫水淋浴。

(6)體育運動不能完全取代藥物治療,因此不要自行變更心臟病藥物的使用劑量或方法。

(7)要改變不良的生活方式,養成有益於心臟病康復的生活習慣,包括戒菸、飲食清淡、生活規律、情緒穩定等。

心臟病患者的鍛鍊方式

雖然心臟病患者在運動方面有一些禁忌,但完全沒有必要連簡單的體操都禁止。只不過,一旦活動身體,新陳

代謝也將增強。如此一來，身體內部便需要更多的氧氣，而氧氣是通過血液循環來輸送的，屆時由心臟輸送出去的血液也將隨之增加。

在此情況之下，患有心臟瓣膜病等症狀時，心臟一時無法輸送所需的血液量，容易造成心力衰竭。因冠狀動脈硬化而無法增加冠脈血流量的人，則容易誘發心絞痛及心肌梗塞。

總而言之，運動方面的限制要根據心臟病的程度來決定。症狀較輕的心臟病患者，一般的運動是沒有關係的。適當的體育鍛鍊能使心臟病患者心情愉悅，提高其身體抵抗力，但要注意鍛鍊的方式、方法，否則不僅無法有效防治心臟病，還會帶來更大的傷害。

一般情況下，心臟病患者要嚴禁從事棒球、籃球、排球之類的運動。運動中若是感到疲勞，或者身體有異常情況，應該立刻中止運動。根據自己身體的能力進行運動，正確選擇運動項目才是最聰明的保健之道。例如平時連上樓都氣喘吁吁的人必然不適合進行激烈運動，如打網球、打籃球、長跑等，更不能參加競技性的比賽，而應該選擇散步、慢跑、練氣功、打太極拳等運動。

在體育鍛鍊時要考慮當天的身體情況，不能勉強運動；運動時要避免情緒激動或緊張，一旦出現眩暈、氣促等狀況應立刻停止鍛鍊，進行休息調整，若有更多不適反應要立刻到醫院就診；運動的時間應從短到長，循序漸進；運動後應好好休息，不要立刻吸菸或洗熱水澡，以免誘發心臟意外。還有一點值得注意的是，不要在清晨和上午鍛鍊，最好選擇下午或傍晚進行鍛鍊，避開冠心病和腦

心 臟 病

出血發作的危險時刻。

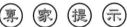

在得知自己患了冠心病之後，患者不能有意識地減少活動，也不能大量增加運動。應根據個人身體狀況來制訂長期的運動計畫。

冠心病患者的運動處方

冠心病是一種常見疾病，至今沒有特效藥可以治癒冠心病，所以對患者來說如何改善症狀、提高生活品質才是治療冠心病的重中之重。那麼，冠心病患者適合哪些運動方式呢？以有氧訓練為主的運動方式比較適宜冠心病患者，包括步行、騎車、爬山、游泳、打門球、打乒乓球和打羽毛球等；另外，有節律的舞蹈、中國傳統的拳操等也是適合他們的運動方式。

但無論做哪種運動，都應該注意以下幾方面：

(1)要避免激烈的運動，選擇適當的運動，既能達到訓練效果，又容易堅持。

(2)如果患有感冒或者其他疾病時，要在症狀消失後再恢復運動。

(3)運動時要注意其他因素對運動的影響，例如，穿戴寬鬆、舒適、透氣的衣服和鞋襪；天氣寒冷或者炎熱時要相對降低運動量；飯後不做劇烈運動；上坡時要減慢速度。

（4）患者要隨時警惕自身的症狀。如出現以下症狀時，應立即停止運動，且要及時就醫，如上身不適、乏力、氣短、骨關節不適（關節痛或背痛）等。

（5）訓練必須持之以恆。

（6）患者要根據個人能力，定期檢查和修改運動處方，避免過度訓練。藥物治療發生改變時，要調整運動方案；另外，參加訓練前應進行身體檢查。

━━━◆ 心律失常者不適合體育鍛鍊 ◆━━━

心律失常的原因不同、複雜程度不同，所能承受的運動量也有所區別。

一般來講，器質性疾病（包括心臟病和其他臟器疾病）所致心律失常的急性期是不適合進行體育鍛鍊的，如急性心肌缺血、急性心肌梗塞、急性心肌炎、肺心病急性發作期、高血壓病血壓不穩定期、風心病風濕活動期、心肌病伴心功能不全、甲狀腺功能亢進症甲狀腺功能未恢復正常前、電解質紊亂未糾正時以及各種藥物及化學品中毒所致心臟損害合併的心律失常等。

從心律失常類型來講，頻發多源性室性早搏、陣發性室上性心動過速發作期、室性心動過速急性期（病因或症狀未控制時）、有過惡性心律失常（如心室撲動、心室顫動）發作史的患者等均不適合進行體育鍛鍊。

心 臟 病

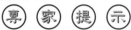

專 家 提 示

　　患有心律失常的患者，即使進行輕體力活動也應徵得醫生的同意，千萬不要擅自運動，以防造成嚴重後果。

運動心率的標準

年　　齡	最大心率	目標心率
20～24	200	175
25～29	195	170
30～34	190	165
35～39	185	160
40～44	180	155
45～49	175	150
50～54	170	145
55～59	165	140
60～64	160	135
65～69	155	130

◆ 冠心病患者健心體操 ◆

　　以下是特別針對冠心病患者設計的醫療體操，療效頗佳，患者須耐心操練。

第一節：原地踏步

原地踏步，兩臂放鬆前後自然擺動，做20～30秒鐘。

第二節：交替聳肩

【準備姿勢】立正。

【動作要領】先左後右，交替聳動兩肩。動作要放鬆協調，左右各做6～8次。

第三節：跨步舉臂

【準備姿勢】兩腳併攏站立，雙手叉腰。

【動作要領】①左腳向前跨出一步，同時兩臂伸直往上舉。②還原至準備姿勢，然後換右腳再做上述動作，如此重複6～8次。

第四節：擴胸運動

【準備姿勢】立正。

【動作要領】①左腳向左前方跨出一步，同時兩臂於胸前平屈，掌心向下。②接著兩臂伸直向後伸，做擴胸運動。③再擴胸一次。④還原至準備姿勢。⑤換右腳，重複以上的動作。如此一左一右，重複6～8次。

第五節：雙手搖櫓

【準備姿勢】自然站立。

【動作要領】①左腳向前跨出一步成弓步，左腿屈膝，右腿伸直；兩臂屈肘，手心向前，半握拳。②身體向前傾、彎腰，兩手推向前下方，同時呼氣。③左膝伸直，右腿彎曲，上身挺直向後稍仰，兩臂儘量拉向後方，同時吸氣，做形似搖櫓的動作，前推時呼氣，後拉時吸氣，按照以上方法做6～8次。

心臟病

第六節：轉身叩體

【準備姿勢】騎馬姿，雙手握空拳。

【動作要領】上身稍向左轉，左臂屈肘輕叩左側腰部，同時右臂屈肘用拳輕叩左肩部。相反，上身稍向右轉時，左拳輕叩右肩部，同時右拳輕叩右側腰部。如此一前一後，叩打20～30次。注意肌肉要放鬆，動作要協調。

第七節：呼吸練習

自然站立，雙手叉腰，安靜呼吸6～8次。

只要按照上述步驟長期做下去，你的心臟會越來越健康。

達摩祖師可能有心臟病

經常走動的人不易患心臟病，如外交官患心臟病就比較少，因為他們每天都走很多的路。但是禪宗祖師達摩卻可能一直被心臟病所困擾。他面壁9年，一直在打坐，達摩其人被描繪成膚色發紅、體形圓胖的樣子，這不禁使人想到他可能是心臟病或高血壓病患者。

冠心病患者的舞蹈療法

舞蹈能調節心理情志，緩解精神壓力。進行舞蹈活動時，人們能全身心沉浸在舞蹈藝術所構建的特殊氛圍之中，透過優美而有節奏的動作、和諧的音樂，可忘卻所有憂愁煩惱，宣洩積怨鬱憤，達到心理的平衡、精神的鬆弛。長時間的藝術薰陶，還有利於形成積極、向上的人格，更好地適應社會。

冠心病患者也可以由跳舞來進行治療，但冠心病患者在跳舞時要注意以下幾方面：

1. 形式要適宜

臨床症狀明顯時，以欣賞舞蹈為宜；病情穩定後，可適當參與舞蹈運動，應結合個人愛好選擇舞蹈種類，且舞蹈應簡單易學，以治病為目的，不必要求舞蹈的藝術性。

另外，舞蹈種類應有所變換，以免單調乏味，影響療效。目前流行的老年人健身操和集體舞，值得推薦給冠心病患者。

2. 強度要適中

冠心病患者的舞蹈運動不能過於劇烈，以柔美、和緩為主；鍛鍊後自感周身微熱、心胸暢快為最佳。

若出現胸悶、心悸、乏力等異常現象，則須停止鍛鍊，必要時要到醫院進行治療；若感到疲勞提示運動量偏大，須適當調整運動量。

3. 時間有節

舞蹈運動時間不宜過長，一般每日可進行1～2次，每次1小時左右，以1個月為一療程為宜。舞蹈運動不宜在飯後立即進行，應推遲到進食半小時之後；睡眠前1小時也不要進行舞蹈運動。

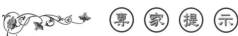

專 家 提 示

跳舞能舒筋活絡、通利關節、寬胸理氣、行氣活血。有節奏的舞蹈運動，可直接起到暢通氣血、舒筋活絡的作用，而觀賞風采各異的舞蹈亦可使人心曠神怡、氣血暢通。另外，一定的舞蹈活動量，可加速血液循環，增強呼吸運動，從而使心肺功能得到鍛鍊。跳舞之後，會使人有寬胸暢懷、豁然開朗、周身微熱、氣血通達之感。

自測心臟功能

心臟是人體重要的生命器官，保護心臟就是珍惜生命，但是越來越多的人患了冠心病卻渾然不知。下面就介紹一下瑞典體育聯合會多年研究測定心臟功能的一種簡易方法，其步驟如下：

(1)靜坐5分鐘，測出15秒鐘的脈搏數，將所得數乘以4，即得出1分鐘的脈搏數。標以P_1。

(2)做下蹲動作30次，每秒鐘1次，做30秒，然後立即

測脈搏15秒，將所得數乘4，即得出1分鐘脈搏數。標以P_2。

（3）休息1分鐘後再測脈搏，測15秒鐘脈搏數，再將所得數乘以4，即得出1分鐘的脈搏數。標以P_3。

（4）按下列公式計算：（$P_1+P_2+P_3-200$）$\div10=$結果數，結果數等於0或小於0時，心臟功能為最好；結果數等於0～5時，心臟功能為好；結果數等於6～10時，心臟功能為一般；結果數等於11～15時，心臟功能不好；結果數大於16時，心臟功能為很壞。已經知道自己心臟功能不好者，在下蹲時要特別當心，量力而行，不能過激，避免發生意外。

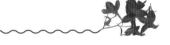

━━■ 經常散步是治療冠心病的良藥 ■━━

冠心病患者在病情穩定時，可每天在平地上散步，這是一種良好的有氧代謝過程，對心血管和呼吸系統有很好的保健作用。

1. 散步的時間

一般選擇在傍晚進行。

2. 散步的地點

應選擇空氣新鮮、環境優美的區域，並且選擇好行走路線，測定路程的長度和確定休息的適當位置，以便掌握和控制好活動量。

3. 散步的持續時間

應根據患者的病情及體質不同而定，但最短不少於15分鐘，最長不超過1小時，一般以20～30分鐘為宜。

4. 散步的速度

因人而異。中等速度的步速每分鐘110～115步，每小時3～5千公尺；快速步行每分鐘為120～125步，每小時5.5～6千公尺。冠心病患者一般應採取中等速度。

在步行中，應根據體力情況適當休息1～2次，每次3～5分鐘；以後可逐漸增加步行速度和持續時間，直至達到每小時3～5千公尺的速度，步行30分鐘可休息5分鐘，且應堅持每日散步2次。

5. 散步路線及方法舉例

第一條路線可平路往返1600公尺，先用15分鐘走完800公尺，休息3分鐘，回程再用15分鐘走完800公尺。第二條路線可平路往返2000公尺，先用18分鐘走完1000公尺，休息3～5分鐘，回程再用18分鐘走完1000公尺。

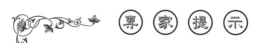

專 家 提 示

應該注意的是，患者在散步前，散步結束後即刻、3分鐘、5分鐘各測脈搏1次，並記錄下來，作為制訂合理運動計畫的參考。

適當走路，有益健康

適當的運動有利健康，但是運動量不宜過大。人有兩條腿，這就是最好的運動工具。走路可維持身體的健康，是不可缺少且簡單易行的健身方法。

走路有增強心肺功能、促進血液循環、增強肌肉及血管彈性的作用，並可調節血壓、消除精神緊張、增強機體抵抗力、增加運動耐力等。

但是，如果走路的方法不正確，也達不到預期效果。應採取正確的走路方式以邁出健康「第一步」。

那麼，什麼是正確的走路方式呢？

兩手擺動，挺胸，步子要直，不間斷地走1～2千公尺；在土道上、土坡上及草地上走路；走路的快慢以達到額頭有少許汗珠的程度為宜；每日1萬步以上。這就是理想的走路方式。

冠心病患者跑步七叮嚀

跑步是常見的體育運動。一般來說，青年人宜快跑，中年人宜慢跑，老年人宜小跑，體弱多病者和冠心病患者只宜散步或者小跑。跑步時要注意以下7個叮嚀：

(1) 不要進行突發性的跑步，在開始之前應先散步、甩臂，10分鐘後方可進行，先慢而後逐漸加快。

(2) 對於冠心病患者來說，跑步的速度不宜過快，距

心臟病

離也不宜過遠，且時間不宜過長，以身體能耐受為度，可自測心率、呼吸，心率不宜超過100次／分，呼吸不宜超過25次／分，總距離不宜超過5000公尺。

(3) 跑步量應根據自己的體能嚴格控制，不要勉強自己。有冠心病、高血壓病、心律失常病史者，跑步宜謹慎，運動量宜小。如感到心悸、頭昏、乏力，應立即減量，但最好不要驟停。

(4) 有心肌梗塞、腦血管意外病史者，最好晨起散步，呼吸新鮮空氣，避免跑跳。

(5) 失眠、低血糖者，晨起時可先進食少量食物（如牛奶、豆漿等）再跑步。

(6) 跑步中若發生心律失常、心絞痛，應立即停止運動，並服用適當藥品。有此類病史者，應備好急救藥盒，並學會使用急救藥盒的方法。

(7) 跑步結束後不要立即停下來，應繼續散散步，使身體慢慢地恢復到休息狀態。

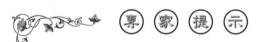

專 家 提 示

冠心病患者在跑步時一定要遵循上述的叮嚀，如果有不適感，應馬上停止跑步，並且到醫院就診。

三類老人不宜跑步鍛鍊

(1) 過於肥胖的老年人，如60歲以上男性、50歲以

上女性不宜跑步，以打太極拳、練氣功或做體操為宜。

（2）患有嚴重冠心病、高血壓病等疾病的老人不宜跑步。因為這類患者在跑步時，身體的耗氧量會增加，易導致身體缺氧，比平常人更易誘發心肌梗塞或腦血管意外。

（3）患有隱匿性疾病的老年人不宜跑步，因為這類患者在跑步時有可能誘發潛在的疾病。

▪ 騎自行車，讓心臟做運動 ▪

騎自行車對心臟的作用，可與長跑和游泳相媲美，只是受天氣的影響較大。經常騎自行車可增強心肺功能，使心臟收縮力增強，血管彈性增加。

在我國，家庭中大都有自行車，它既是交通工具，又是很好的鍛鍊器材，特別是騎自行車上下班，既節省時間，又能達到鍛鍊的目的。在騎自行車鍛鍊前，應調整好自行車車座的高度和車把的彎度，行車中保持身體稍向前傾，避免用力握把。若有意識地進行騎自行車鍛鍊時，應避開上下班人員流動的高峰時間，或將鍛鍊安排在運動場內為宜。在交通道路上進行鍛鍊時，要把握好速度，遵守交通規則。

若路上車輛較多時，速度不要太快。下雨、下雪及颱風等天氣，不宜進行騎自行車鍛鍊。至於騎自行車鍛鍊的距離和速度，可參照步行鍛鍊的距離和速度加倍進行。

心臟病

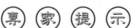 專 家 提 示

在一些健身房內，設有自行車測功計（簡稱功率車）或固定的自行車台，它作為室外運動的一種補充手段，亦可達到鍛鍊的目的。這種運動器械不僅對下肢肌肉是一種力量性訓練，而且對心血管系統也是一種耐力性有氧訓練。

鍛鍊方法可採用間歇運動逐步增量法，即每運動3分鐘後，就地休息3分鐘，然後再進行，並逐步增加運動量。

 花絮

根據運動狀況自查心臟病

以下的老年人心臟病自我測驗方法是由美國哈佛大學醫科教授總結出來的：

(1)終止體力活動10分鐘後仍無法恢復正常體力。

(2)劇烈運動後心臟劇烈跳動（＞100次/分）持續10分鐘以上。

(3)劇烈運動後整天均有一種疲倦感。

(4)如果白天活動劇烈，夜晚則無法安眠。

(5)停止某種體力活動後仍繼續感到呼吸緊迫不適，並持續10～15分鐘之久。

如果以上5種情況全具有，表示你已患上心臟病；如果你具有上述2～3種情況，表示你的心臟可能有些問題，應當看一看心血管醫生。

不要突然做劇烈的運動

眾所周知，從事經常活動身體的職業同從事不經常活動身體的職業相比，後者更易患心絞痛和心肌梗塞。所以，從事不運動身體的職業的人應定期做體育運動，以遠離冠狀動脈性疾病。做體育運動什麼項目都可，流行的如慢跑、打網球、打高爾夫球等，最好從適合自己的項目開始。二十幾歲的人就不用說了，如果30歲以上的人想開始做體育運動，應先到醫院接受健康檢查，看看有無異常，然後再選擇適合自己的運動項目。

但是，有些情況下體育運動對健康有害，特別是患有先天性心臟病、心臟瓣膜疾病、高血壓病、冠心病等患者應避免做劇烈的體育運動。有些人雖然患有這些疾病，但自己不知道，也無任何自覺症狀，在接受體檢時才知道患病。如果做了劇烈的運動，給心臟帶來巨大負擔，會導致嚴重的後果。

另外，剛開始運動時不要突然做劇烈運動。因為即使是沒有心臟病的人，如果突然做劇烈運動對心臟也會產生很大的負擔。所以，不要一下子就做劇烈運動，而應花些時間讓身體有一個慢慢適應的過程。

還應注意不要進行可在短時間內給心臟造成很大負荷的運動，如舉重、健美以及與對手互爭勝負的運動，患有心臟病的患者尤其要注意這一點，因為這些運動可使體內兒茶酚胺分泌增多，進而增加心臟病的突發率。

即使健康人也應注意在運動時量力而行，不要勉強。中年以上的人不像年輕人那樣精力充沛，更應把握好自己

心 臟 病

的運動量。運動時不要使自己身體過熱，應保持一種輕鬆愉快、悠然自得的心情。為健康目的而進行的運動應該是寓健於樂，而不是非要使自己在某個項目上多麼優秀，或與別人比個誰贏誰輸。

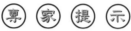

專 家 提 示

運動前應先做熱身運動，運動後應做整理體操。如果開始就做劇烈運動，會急劇加重心臟負擔。另外，正在做劇烈運動時不要突然停止，因為突然停止會使血壓急劇下降，腦血流量減少，使人出現站立眩暈。

有利和不利於心臟的運動大PK

不利於心臟的無氧運動	有利於心臟的有氧運動
短跑	步行
舉重	慢跑
跳高	騎自行車
投擲	打網球
肌肉鍛鍊	打高爾夫
潛泳	游泳
引體向上等	健身操等

心臟病患者不宜做局部鍛鍊

　　心臟病患者選擇合適的運動方式將有助於身體的康復。如果心臟病患者做全身性的運動，則病情不易發作；但是若做局部運動，則容易誘發心臟病。這是由機體的供血方式以及由此而引起的血壓變化決定的。機體的血液供應一般遵循「多勞多得」的原則。

　　在進行局部運動時，局部的肌肉活動量增多，則該部肌肉血管擴張的程度也會增大，獲得的血液也會增多。但由於體內的血液供應量是一定的，而為了供應活動肌肉增大的需血量，不活動的肌肉血管就會收縮，進而引起血壓顯著升高，加重心臟負擔，在心功能本來就弱的情況下，患者容易發生心肌梗塞等意外。

　　如果全身的肌肉在活動，血壓在運動開始後有輕微地升高，隨後會由於全身肌肉血管舒張而恢復至原來水準。這樣的活動既沒有加重心臟負擔，又達到了鍛鍊的目的。因此，老年人和心臟病患者在進行局部肌肉活動時必須徵得醫生的同意。

專 家 提 示

　　可見，老年人和心臟病患者在進行室內活動時，不宜進行局部肌肉活動，如用啞鈴、拉力器、單雙槓等進行鍛鍊。可進行一些輕鬆愉快又不至於增加心臟負擔的全身性活動，如跳交誼舞、做廣播操、打太極拳等。

心 臟 病

餐後運動多危險

　　心絞痛的發作在每日的上午最多，其中有許多是在就餐過程中及就餐後發生的。這是因為進餐可導致心率加快、血壓略有上升，由此心臟的工作量會增加，心肌的耗氧量也會增加，而對於患有冠狀動脈粥樣硬化的患者來說，冠狀動脈不能供給相應需要增加的氧氣量而出現胸痛等，臨床上叫做餐後心絞痛。

　　因此，一定要注意餐後一段時間不要做劇烈運動，以免自討苦吃。餐後應盡可能安靜，以免加重心臟負擔。另外，操心勞神以及精神興奮都可使血壓上升，也應引起注意，平時應保持悠然自得、輕鬆自在的心情。

　　即使平常做簡單的運動，心臟病及高血壓患者在有些情況下也易出危險。特別是心臟瓣膜病和心絞痛的患者應做心電圖運動試驗，以確認可做什麼程度的運動。

　　但是，如果以心臟不好為理由，什麼運動都不做，只會使心臟功能越來越弱。

瑜伽健身法

　　我們常說「病由心生」，這句話表示精神性的壓力對身體有絕對的不良影響。

　　目前，心肌梗塞和心絞痛易發生在具有A型性格的人

群，表示對於壓力抵抗力較弱的人很容易患這一類的疾病，許多論點都認為在這類疾病的治療上應由精神方面著手。

「回到家裏頭腦裏面想的還是工作……」「最近很容易暴躁、發怒……」這一類的人首先必須找回心裏原有的平靜。

自古由印度傳來的瑜伽術，是近年頗受重視的健康法裏面的一種，尤其是以重視「心」的功能而聞名。調整呼吸、姿勢，調節心理，解放身心，尋找無我的境界，是瑜伽的最高目的。

以下就介紹一下瑜伽最基本也是最重要的姿勢。

首先，平躺，放鬆，除去體內的緊張。如果無論如何都很難放鬆肩膀，可將雙手交叉在胸部的上方，幾次慢慢地放開，最後大力地分開垂放下來。

(1) 雙手雙腳像拋出去的感覺，放鬆仰臥，雙手稍和身體分開。

(2) 自身體深處慢慢地將氣吐出，放鬆，頭部慢慢地向左右移動，慢慢地深呼吸，彷彿連肚臍下方都充氣般地大口吸氣，再像全身的氣力被抽出般地吐氣。

專　家　提　示

經常練習瑜伽對加速血液循環、調整自律神經及高血壓、自律神經失調症十分有效。

心臟病

冠心病患者睡前和早起時的運動安排

心絞痛患者宜在睡前和早晨起床後散步，早晨起床前應做胸部按摩。

睡眠時心排血量減少，冠狀動脈內腔縮小，血壓處於最低點，血脂容易在血管內沉澱。晚飯後血黏度增加，容易發生心肌梗塞和心絞痛。睡前散步，可使下肢末梢血管血流加快、新陳代謝增加，有利於心肌梗塞和心絞痛的防治。早、晚散步10～20分鐘，並在散步前飲一杯水，可使血黏度下降。

冠心病患者在早晨起床後可因活動量較大而發生心絞痛和心肌梗塞，故起床後應儘量減少劇烈活動，可在起床前做胸部按摩。

方法是：仰臥，將左右兩手掌重疊于心前區，然後按順時針方向旋轉50次，接著又按逆時針方向旋轉50次。完成後可舒展手臂，活動上肢。待自我感覺良好後再起床。

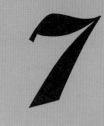
調整心態，保養心臟

人的情緒急劇變化會導致血壓升高、心跳加快，這種不良情緒往往也是導致各種心身疾病的基礎。

在日常生活中，經常可以看到由於憤怒而誘發心絞痛，甚至心肌梗塞和心力衰竭的情況。所以，冠心病患者平時應保持心理平衡、心情愉快，儘量避免不良的心理因素。

心 臟 病

你是輕鬆興奮的人嗎？

1. 你不擅長說笑話、講趣事。

A. 是的　B. 難以確定　C. 不是的

2. 多數人認為你是一個說話風趣的人。

A. 是的　B. 不一定　C. 不是的

3. 喜歡看電影或參加其他娛樂活動。

A. 超過一般人　B. 和一般人相仿　C. 比一般人少

4. 和一般人相比，你的朋友的確太少。

A. 是的　B. 難以確定　C. 不是的

5. 不到萬不得已，你總是避免參加應酬性活動。

A. 是的　B. 難以確定　C. 不是的

6. 單獨跟異性談話時，總顯得不太自然。

A. 是的　B. 不太確定　C. 不是的

7. 在待人接物方面，一直不太成功。

A. 是的　B. 不完全這樣　C. 不是的

8. 喜歡向朋友講述一些你個人有趣的經歷。

A. 是的　B. 不一定　C. 不是的

9. 你寧願做一個——

A. 演員　B. 不確定　C. 建築師

10. 你愛穿樸素的衣服，不欣賞華麗的服裝。

A. 是的　B. 不太確定　C. 不是的

11. 你認為安靜的自娛遠遠勝過熱鬧的宴會。

A. 是的　B. 不確定　C. 不是的

12. 通常人們認為你是一個活躍、熱情的人。

A. 是的　B. 說不準　C. 不是的

13. 喜歡借出差機會多做一些工作。

A. 是的　B. 不一定　C. 不是的

相應的分數如下：

1. A——0　　　B——1　　　C——2
2. A——2　　　B——1　　　C——0
3. A——2　　　B——1　　　C——0
4. A——0　　　B——1　　　C——2
5. A——0　　　B——1　　　C——2
6. A——0　　　B——1　　　C——2
7. A——0　　　B——1　　　C——2
8. A——2　　　B——1　　　C——0
9. A——2　　　B——1　　　C——0
10. A——0　　　B——1　　　C——2
11. A——0　　　B——1　　　C——2
12. A——2　　　B——1　　　C——0
13. A——2　　　B——1　　　C——0

測試說明：

　　如果分數為0～8分，你是一位很嚴肅的人，且不善於發言。通常表現較消極、抑鬱。你的這種個性像無形的障礙，使別人不免與你保持距離，對你有敬畏感。

　　如果分數為9～12分，你往往既不沉默寡言，也不誇誇其談，做事穩健可靠。

　　如果分數為13～26分，你是一位活潑、愉快、健談的人，對人、對事熱心而富於感情；有時可能過分激動，以至行為波動多變化。切記：遇事要冷靜。

心臟病

━ 健康的心理情緒是冠心病的「剋星」━

長期以來，人們一直懷疑精神因素會促發或加重冠心病，因為據觀察，恐懼、焦慮、憤怒、狂喜等精神因素，都會引起心率、心律、心輸出量和心搏出量的改變及血壓的升高。一個人對某一件事情或對其職業、職位、處境、生活等外界環境因素自覺或不自覺的意念，對其情緒反應及心臟效應的質和量都起著相當重要的作用，如果超過一定的限度，就會變成一種不良刺激。此外，某些外界的資訊、體內的刺激、思維和想像活動，也都有上述作用。

強烈的、長期的情緒異常會引起心臟功能障礙等多種疾病。精神上的長期壓力或負擔，常被視為誘發缺血性心臟病的一種重要因素。當一個人感到胸痛或發現其心臟功能有不良變化時，不論這些變化的起源如何，往往會首先產生恐懼心理，從而加重其心血管疾病的症狀。

在同樣的職業和相近的膳食條件下，大城市裏的居民患冠心病的數量要比小城市或農村地區的居民多。大城市裏生活高度緊張，加上噪音的影響使人們的精神負擔過重，是造成冠心病患者增多的重要原因之一。

生活中帶有刺激性的事件對人會產生蓄積性的致病作用。換句話說，就是這些刺激性事件會逐漸產生或加重冠心病。在精神脆弱的人群中，冠心病的急性發作率和病死率常會急驟增高。

日常生活中，精神刺激和應激常常是冠心病急性發作的重要原因。從生活事件發生的頻率和感受強度值來看，患冠心病的人群均顯著高於正常人群。生活事件主要有任

務負擔過重，工作不順利，對子女管教困難，子女就業、個人問題受挫，本人受政治衝擊，健康欠佳，還包括配偶死亡、遷居、失業等，常伴有強烈的情緒改變。

　　臨床資料表明，心肌梗塞患者在發病前所經歷的生活應激次數要比正常人多。生活方式的改變，晉職升級、喬遷新居、生意上的成功和發達、突然聽到好消息等引起精神過度興奮，突然聽到親人去世的消息、失去具體的或象徵性的愛物後產生的精神抑鬱、苦悶或損失感、失望和孤獨心理，受到威脅或感到壓力後的恐懼、害怕和焦慮心理等，都可促使患冠心病的人發生心絞痛、心肌梗塞甚至猝死。醫學專家目前已將冠心病患者生活方式的急劇變化視作急性心肌梗塞的觸發器和加速器。所以，對於已經罹患有冠心病的患者來說，要預防心絞痛、心肌梗塞和心源性猝死等冠心病嚴重併發症的急性發作，就得避免上述各種不利的精神刺激。

　　刺激性生活事件由對人們心理的影響，導致精神損害。臨床上會出現焦慮、抑鬱等負性情緒，可引起體內交感神經活動增強，引發一系列的病理、生理變化，如兒茶酚胺的過量分泌、脂質代謝紊亂、多種促凝物質和有加強血管收縮作用的血栓素的釋放、心率加快、血壓升高等，其結果是心肌供血供氧減少，而心肌耗氧增多，促發或加重心絞痛、心律失常及心力衰竭。

　　冠心病、心絞痛或急性心肌梗塞的發生會引起焦慮、悲觀、精神緊張等一系列負性情緒，這些負性情緒又反過來加重或再次觸發心絞痛和急性心肌梗塞。冠心病患者患病後以焦慮情緒為主的抑鬱、強迫性、敵對性、思維遲

心臟病

緩、睡眠障礙等心理症狀與軀體症狀並存，相互影響。冠心病患者入院後，常出現憂慮與恐懼的心理，入院後對一切均感陌生，心情緊張、恐懼不安，急於探聽自己的病情。由於對自己的疾病認識不足，為自己的安全擔心而不思飲食、夜不能寐；又因患者需臥床休息，生活不能自理和下床活動，而感到度日如年，產生擔心和急躁心理。

專 家 提 示

心理社會因素和生物學因素對冠心病的防治同樣重要，但從目前的實際情況來看，醫護人員和患者家屬對心理社會因素的上述觸發或加重作用往往瞭解得較少，或未放在重要位置。

保持平和而穩定的心態

不良情感和應激情緒在心血管系統疾病的發生中起著重要作用。外界各種刺激可以使心率加快、血壓上升、心肌耗氧量增加，引起心肌相對缺血，容易誘發心絞痛。因此，冠心病患者應該經常保持神志安寧、心情舒暢，避免精神刺激和情緒激動。有學者報導，善於控制情緒的冠心病患者的病情比不能控制情緒的冠心病患者的病情要輕得多。解除不良心理活動，保持平和而穩定的心態，對防治冠心病有著非常積極的作用。

保持心理平衡，有兩方面的含義。一方面是指遇到不如意或者令人沮喪的事情時，不要精神緊張、情緒激動、焦慮憂鬱，而應保持樂觀的生活態度、安寧愉快的心境、

輕鬆的精神狀態。下棋畫畫、養鳥種花、練氣功、打太極拳、心理諮詢都有助於改善低落的心理狀態。音樂也能陶冶情操，心情煩悶時，聽上一曲「春江花月夜」；情緒不好時，來一曲「金蛇狂舞」；夜間失眠時，欣賞一曲「二泉映月」等都有良好效果。另一方面，冠心病患者在遇到或者聽到令人高興的事情時，也不要精神過度興奮、得意忘形，要善於控制自己的情緒，做到寵辱不驚。

冠心病患者自我心理調護五法

生活中令人煩惱的事情時有發生，遇到這種情況時，冠心病患者如何針對自己的心理特點和不良心理因素做好自我心理調適呢？

1. 少管閒事

許多非原則性問題，眼不見心不煩。遇到麻煩了，暫時先回避一下，事後再做冷靜處理。雖然這種做法是消極的，但可幫助患者儘量避開生活中易怒的刺激，以免發怒而加重冠心病病情。

2. 要想得開

要善於安慰自己，設法使自己從不幸的事情中解脫出來。當遭受挫折或某一目標達不到時，給自己尋找一些理由加以解釋，使這種現象成為合情合理的事情。

在日常生活中，經常有些人運用這種方式來調節自己

的情緒。生活中以「知足常樂」的心態來平衡自己的心理，對冠心病患者來說，也會收到良好的效果。

3. 減輕心理壓力

當產生憤怒情緒時，要學會使用遷怒的方法，減輕自己的怒氣，減輕心理壓力。不要固執己見，要善於傾聽尊重別人的觀點，在處理事情的過程中做出合理的讓步。即使自己正確，也不要以與人爭吵的辦法來解決問題，待自己悄悄把事情辦好後，再讓對方在實踐的過程中認識到自己的錯誤，這樣也可以使自己更受到別人的尊重。

4. 轉移注意力

一些道德修養和文化修養較高的冠心病患者，在遇到不良情緒刺激時，還可由做其他事情來控制不良情緒的發生或減輕情緒反應，如畫畫、作詩、寫文章，或翻閱一些有關如何加強道德修養方面的書籍等。

5. 與人交流

把令自己煩惱的事情向親友或同事中較能談得來的人傾訴，讓他們幫自己想辦法，解決問題，並可以得到他們的安慰和精神上的支持。這種做法對冠心病患者來說也是一種好的心理宣洩方法。

心理調適對冠心病患者病情的恢復起著不可低估的作用。

——• 適當使用冠心病的自我放鬆療法 •——

冠心病患者的行為心理療法也就是自我放鬆療法，是利用有關自我放鬆學習的原則和方式，去克服非適應性的行為習慣；是一種在醫生指導下，主要由患者自己控制的治療方法。常用的放鬆療法有以下幾種：

1. 靜默法

以我國氣功中的靜功最好。可採取坐式或臥式，還有站樁功，主要是調整呼吸、排除雜念、意守丹田、入靜。印度的瑜伽、日本的坐禪都屬於這種方法。

2. 鬆弛法

該方法簡單易行，只要掌握幾項要領即可。如：①環境舒適、安靜；②排除雜念和保持深慢呼吸；③放鬆全身肌肉；④姿勢輕鬆；⑤重複默念（做到意靜）。每次鬆弛20分鐘，每日1～2次，堅持訓練1～6個月，可出現愉快感、輕鬆感、休息感和發熱感。

3. 漸進性放鬆

此法由美國生理學家創立，是一種由局部到全身、由緊張到鬆弛的肌肉鬆弛訓練，與我國的氣功和太極拳相似，有助於全身肌肉的放鬆，促進血液循環，平穩呼吸，增強個體應付緊張事件的能力。患者應在醫生指導下進行訓練，其方法是：

(1) 被試者處於舒適位置，如臥位或坐位。指導者先

心 臟 病

令其學習放鬆,深慢呼吸,在深吸氣後屏息幾秒鐘,然後慢慢呼出,同時體驗全身肌肉緊張及鬆弛狀態的感覺。反覆練習幾次後,使被試者完全靜下來。

(2) 指導者先從手部放鬆開始訓練,先握緊雙手,吸氣,屏息,呼氣,同時鬆手,使手部肌肉放鬆,然後依次是前臂、肱二頭肌、頭頸部、肩部、胸部、背部、腹部、大腿肌、小腿肌、腳部,進行肌群的放鬆和收縮,使被試者體驗緊張和鬆弛的差別。

(3) 經過反覆訓練,使被試者學會簡單的肌群放鬆的回憶,就能在緊張時自動放鬆。此後,患者在任何情況下,依個人對放鬆的感覺,反射性地使自己放鬆。

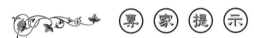

(專) (家) (提) (示)

冠心病自我放鬆療法的種類很多,總體來說可用「靜」「鬆」二字來形容,是經過長期訓練,使全身發生條件反射性鬆弛反應,從而對抗許多心理緊張症狀的一種方法。

減壓的方法

(1) 保持良好的身體健康狀況,定期進行體育運動。

(2) 接受自己的能力、缺點、成功和失敗。

(3) 擁有至少一個能夠坦誠交談的好朋友。

(4) 用積極的、有建設性的行動來對付緊張。

(5) 除與同事交流外,保持自己的社交生活。

(6) 從事工作以外的創造性活動，培養業餘愛好。

(7) 從事有意義的工作，也可以做些善事。

(8) 用分析法對待工作壓力。

━▶ 心肌梗塞患者如何克服心理障礙？ ◀━

心肌梗塞屬冠心病的一種類型，嚴重時可導致突發性死亡，所以心肌梗塞容易給患者在心理上造成很大負擔。在心肌梗塞患者中，普遍存在著以下幾方面的心理障礙：

(1) 憂慮是心肌梗塞患者最大的特徵，他們經常會感到空虛且傷感，還時而表現出急躁的情緒，對什麼事都耿耿於懷，遇事好動感情、易激動。

(2) 缺乏自信，容易悲傷和焦慮，將疾病視為「不治之症」，拒絕與醫生合作。

(3) 懷疑自己的病情日益加重。

(4) 對自己的前途悲觀失望，顧慮重重，以至於生活變得沒有規律，甚至對自己的一些不良嗜好不去主動節制，整天混日子。

心肌梗塞患者在這些心理方面的障礙，對疾病的治療不僅有很大的抑制作用，而且還可能促使病情惡化。

因此，心肌梗塞患者堅持心理治療和護理、排除多種心理障礙是至關重要的。

心臟病

修身養性，加強自我心理調節

「健康的身體有賴於健全的精神」，可見，正確的人生觀是非常重要的。

遇事樂觀、積極，不急躁、不悲觀，儘量消除過分的緊張情緒；要有鎮定而充滿信心的精神，能夠經得起挫折、失敗，而不陷於消沉絕望；對身體狀況有合理的關注和持之以恆的鍛鍊，不要有過分的恐懼和疑心等。所有這些對於工作、學習、生活都是十分重要的，對於保持健康的體魄以至益壽延年也是大有幫助的。

千萬不要給自己制訂一些難以達到的目標，不要勉強去做那些做不到的事情，要正確認識自己的現狀，不要對很多事情大包大攬。要面對現實，做事要量力而行。可以將一件大而繁雜的工作分成若干小份，根據事情的輕重緩急做力所能及的事，切莫逞能，以免完不成工作而心灰意冷。工作時要集中精力、沉著冷靜、穩紮穩打。

緊張的工作之餘，適當地鬆弛鬆弛，聽聽音樂，看看報紙，下下棋或者哼上幾段曲子，不僅有利於次日的工作，也有利於冠心病的預防。

面對工作和生活上的不如意，應當學會自我排解，保持樂觀的心情、健康的心態。自我價值取向應客觀，符合社會現實，且應學會放棄。

在與公司同事交往過程中，要嚴於律己，寬以待人，採取與人為善的態度，做到大事不糊塗、小事不計較，寧願自己吃虧，不願為難別人，這樣就會使自己始終處於一個歡樂、和睦、友愛、團結的環境之中。遇到不愉快的事

情，切勿發火、生氣，可以轉移注意力，離開現場，理智讓步，不爭高低。

對待不合己意的事情，應該寬容體諒，急躁、發怒不但對解決問題沒有幫助，反而有傷身體。做到遇事不躁不怒，心境從容坦蕩，精神樂觀。

儘量多參加一些社會活動，多與人們接觸和交往，可以結交一些說話風趣、使人愉快的朋友。心情緊張時，就找朋友聊聊天、喝喝茶。

對於不利的環境要設法去改造它，並學會適應環境。切不可獨困斗室，無所事事，懶散無聊，唉聲歎氣。

創造一個良好的家庭氛圍

和睦的家庭是健康所不可缺少的因素，它可以使人的心理得到某種滿足，從而感到家庭的溫暖。調查表明，長期單身的未婚者和離婚者，平均壽命要比有和睦家庭者縮短5年左右。美國紐約州立大學的研究人員對120名帶著血壓監測儀的自願者進行了為期6天的測試後發現，當一個人與其所愛的人在一起時，他輕鬆的心情會對心臟非常有益，可以使血壓降低。人們與其配偶或者父母等親近的人在一起時，他們的血壓會有輕微降低，即使他們之間的關係不是特別親密，血壓也會有所降低。血壓降低的幅度雖

心 臟 病

然不大，但是非常重要。另外，這種親密關係也可以使人
延年益壽。

　　良好的婚姻不僅可以使老年人在生活上互相照顧，還
可以使他們在心理上互相安慰。大多數長壽老年人都有和
睦的家庭生活。老年人如果能與家人生活在一起，保持和
睦的家庭關係，會有一種兒孫滿堂的幸福感。子女的孝
敬、親人的關懷都會使老年人倍感家庭的溫暖，從而減少
冠心病的發生。

神經質的人易發生猝死

　　由於社會及生活環境會給人造成精神緊張，而精神緊
張時交感神經與副交感神經之間的平衡會遭到破壞。

　　交感神經興奮可使脈搏加快，使身體呈現活躍的狀
態；副交感神經興奮時正相反，具有抑制身體活躍的作
用，使身體呈現安靜的狀態。如果這些神經過度興奮就會
打破它們之間的平衡，造成精神緊張，從而對身體產生不
良影響。

　　另外，精神緊張可刺激交感神經，導致血管過度收
縮，使心臟工作量加大。長期持續精神緊張，可導致血液
發生凝固。

　　所以，只要有動脈粥樣硬化，再加上經常的精神緊
張，就容易導致斑塊破裂、血栓形成、心肌受損，從而引

發心臟病。

精神脆弱的人有些是雄心勃勃、精力充沛、不知疲倦的人，更有甚者做事情喜歡盡善盡美，強迫自己不顧身體情況埋頭苦幹。這種人由於責任感很強，每日除了工作之外別無他想。由於做事喜歡盡善盡美，總覺得自己的工作沒有做好，經常對自己感到不滿，從而鬱鬱寡歡、精神焦慮。

有學者將人的性格分為「交感神經緊張型」和「副交感神經緊張型」兩種。前者特徵為：容易興奮，目光敏銳，脈搏快，唾液、眼淚、胃液分泌減少，胃腸緊張度降低，易患胃下垂，皮膚溫暖、紅潤且乾燥；後者特徵為：安靜寡語，雙眼凹陷，脈搏緩慢、血壓偏低，眼淚、唾液、胃液分泌多，易出汗，易便秘。

對100名年輕冠心病患者（40歲以下）進行了一次與精神壓力有關的調查。其結果表明：長期身居要職者占調查人數的91％；長期每週工作60小時以上者占46％；身兼雙職以上者占25％；對工作不滿意者占20％。

（專）（家）（提）（示）

有心臟病的年輕人中有很多屬於「工作中毒症」，頭腦中想的全是工作，揮之不去，即使身體休息的時候，他的「心」也休息不了，所以經常處於精神緊張狀態。這樣的人極易成為猝死的犧牲品。

心臟病

自我心理調節保健操

具體動作如下：

(1)自然站立或自然坐在椅子上，雙眼平視，全身放鬆，雙腳分開與肩同寬，面帶微笑。

(2)右手手掌放在胸部心臟處，然後，右手手掌按順時針方向按摩心臟1圈，按摩一次大約3秒鐘，共做36次；同時口中念出「氣血通暢」或心中默念「氣血通暢」。

(3)左手手掌放在胸部心臟處，然後，左手手掌沿順時針方向在心臟部位轉圈按摩；同時口中念出或心中默念「氣血通暢」。左手在心臟部位轉圈按摩一次大約3秒鐘，共做36次。

(4)雙手握拳放在胸前30公分處，雙手十指同時張開。面帶微笑，嘴微張開，同時口中念出或心中默念「氣血通暢、心理平衡」。每做一次約3秒鐘，十指張開後再握拳，再十指張開，重複以上動作，共做9次，大約27秒鐘。

冠心病的自我心理調節保健操，每做一次需要4分鐘左右。每日做3次，上午、中午、晚上各1次，大約需12分鐘。堅持練冠心病自我心理調節保健操，不僅對治療冠心病有益處，而且對恢復和保持心理平衡也有幫助。

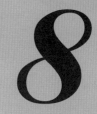

巧用中醫防治心臟病

心臟病患者如果在堅持合理飲食、適當運動、藥物治療的同時，再配合使用中醫藥膳、心臟按摩、手足按摩等療法，則可以大大提高內臟功能，使全身活躍起來，非常有助於治療。

心臟病

察顏觀色「心臟病」

心臟病患者在病情發作之前，總會有一系列的症狀，所以可由察顏觀色法來瞭解患者的病情。

觀察神態：神態是一個心臟病患者的最直觀表現，觀察一下患者是否有躁動、多言多語、胡言亂語等現象。

觀察呼吸：如果在夜間出現陣發性呼吸困難的症狀，可能是心力衰竭的早期表現之一。

觀察口唇：口唇及肢體末梢發紺說明患者缺氧；口唇蒼白則提醒患者可能有休克存在。

觀察體位：就是從患者休息體位來判斷心力衰竭的輕重。患者開始從高枕平臥位、半臥位到端坐位休息，是心力衰竭逐漸加重的表現。

觀察睡眠：睡眠品質好壞是判斷一個人心臟功能是否穩定的標準之一。

觀察叫聲：心臟病患者夜間突然尖叫和抽搐，常提示發生阿斯綜合徵，屬危重病情，需緊急搶救。

如果心臟病患者在夜間出現上述情況時，應予以重視並採取積極措施。

——中成藥治療冠心病的五項原則——

冠心病是一種慢性疾病，存在發病率高、年輕化的趨勢。治療冠心病有多種藥物，其中中藥在有效緩解心絞痛及改善心肌缺血方面效果顯著，因此有很多患者使用中成藥來治療冠心病。那麼，冠心病患者如何選擇中成藥呢？

可以按以下5項原則來進行選擇。

1. 因地制宜

根據患者所在地的氣候差異適當選擇中藥，如南方氣候偏濕溫，服參麥液比較適宜；北方偏寒，用心寶比較適宜。

2. 因時制宜

一年四季，春去秋來，每個季節的氣候特點不同，所以患者在選藥時也要根據這種差異來選藥。如果在夏季發生心絞痛，則應該用通脈的藥物，如速效救心丸等，而金澤冠心膠囊則四季均可服用。

3. 因人制宜

根據性別、年齡、身體素質及病情對症下藥。如體質虛弱者，多用扶正寧心類藥物，如心元膠囊等。

4. 因病制宜

心臟病患者經常會有其他併發症，比如合併高血壓病、中風等，在選藥時應選用「一專多能」的藥品。

5. 因藥制宜

要選擇療效確切、毒副作用小、劑型適宜的藥物。如遇急重症時，選用針劑或速效製劑如參麥針、複方丹參滴丸等。

值得注意的是，患者不可隨意中斷用藥，尤其是隱性冠心病患者，即使無症狀，也要堅持服藥。在心絞痛發作

心 臟 病

期，以治「標」為主；在無痛期，應以治「本」為主，切忌久服活血通脈作用較強的藥物，如複方丹參片等。

在服藥的同時，還要注意合理飲食，不宜進食某些對藥物療效有影響的食物，如含服人參者，忌食蘿蔔等，以免影響療效。須注意中西藥合用的宜忌，如阿司匹林不能與鹿茸、甘草及其製劑一起服用。用藥切忌重複、雜亂。同一類型的藥物只選用1～2種，否則有害無益。

只有正確地選用中成藥，才有利於冠心病的治療。

冠心病患者服用中藥的注意事項

除了不良反應之外，服用中藥時還有下列事項需要注意：

①嚴格遵守一日、一次的分量。

②用量方面，一般來說，10歲左右的兒童為成人的1/2，5歲左右則為成人的1/3，幼兒需減至成人的1/4，或遵醫囑。

③儘量在用餐前、空腹時服用。

④一般以溫熱服用為原則。若有出血、欲吐的現象，最好冷卻後再服用。

⑤煎煮時，容器以陶壺或不銹鋼為主，儘量避免使用銅製品及鐵製品。

⑥煎煮後最好馬上移至其他容器。

⑦不確定自己的「證」為實證或虛證時，一定要從「虛證」的藥開始試服用。

━━ 治療冠心病常用的民間藥方七例 ━━

在我國民間，對治療冠心病這一問題上，有些備受歡迎的土方，現列舉出以下7例，供大家參考：

1. 冠脈靈膠囊

【材料】葛根、丹參、何首烏、玉竹、山楂各2份，紅花、川芎、赤芍、珍珠母各1份，降香半份。

【製作方法】製成膠囊，每粒0.25克，每次4～6粒，每日3次，溫開水送服，1個月為1個療程，一般治療3～5個療程。根據病情亦可長期服用。

【功效】本方可有效治療氣滯血瘀型冠心病，對心脾兩虛型有一定的療效。氣陰兩虛型不宜選用此方。

2. 止痛飲

【材料】桂枝、川芎、茵陳、苦參各9克，益母草、丹參、當歸、全瓜蔞、雞血藤各15克，枳實6克，炙甘草10克。

【製作方法】將上述材料一起放入鍋中，加入適量清水煎服，每日1劑。

【功效】對治療氣滯血瘀型冠心病有明顯效果。心前

心臟病

區疼痛頻繁者可加失笑散。

3. 定痛湯

【材料】黨參、川楝子各15克，龍眼肉、菖蒲、生山楂、炒麥芽、當歸各10克，龍骨、牡蠣、炒棗仁各20克，熟地6克。

【製作方法】將上述材料水煎取汁，裝瓶，高壓消毒備用。每次100毫升，每日3次，白開水送服，30日為1個療程。

【功效】主治冠心病引起的心絞痛。

4. 定痛保心散

【材料】元胡50克，三七30克。

【製作方法】將兩種藥材洗淨，晾乾，共研為細末，裝瓶備用。服用時，每次用6克，每日2～3次，以黃酒送服。

【功效】此方可理氣活血、通絡止痛。對治療氣滯血瘀型冠心病效果顯著。

5. 冠心痛

【材料】全瓜蔞15克，薤白、枳實、桂枝、半夏各9克，桔梗4.5克，附子10克，丹參30克。

【製作方法】將上述材料用水煎服，每日1劑。

【功效】此方可溫通心陽、宣痹通絡。

6. 寒痛散

【材料】細辛、冰片各6克，羌活100克，丹參300克。

【製作方法】將上述材料研成細末。每次服用6克，用米湯送服，每日3～4次。

【功效】此方可散寒、活血、止痛。用於治療陰寒內結型冠心病。

7. 三參通脈湯

【材料】太子參、丹參各30克，元參15克，當歸、白芍、鬱金、棱羅子各10克，細辛5克。

【製作方法】將上述藥材用水煎服，每日服用1劑。

【功效】適用于各類心絞痛患者。

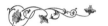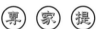

當然，如果查出患有心臟病，不能把這些民間藥方當成靈丹妙藥，要及時到醫院就診。

治療冠心病的中藥大搜索

中藥	藥 理 作 用
黃芪	黃芪屬豆科植物，有很好的強心作用，可擴張冠狀動脈，增加心肌營養性血流量，提高機體的抗氧化能力。適用於冠心病心氣不足，以氣短乏力為主症的患者。

心臟病

中藥	藥理作用
丹參	丹參味苦性微寒，入心經、心包經及肝經。具有活血袪瘀、涼血消癰、除煩安神的功效。用於治療冠心病、心絞痛，是各種活血化瘀藥中使用最多的藥物。
川芎	川芎味辛性溫，歸肝、膽、心包經。功能為活血行氣、通經止痛。川芎具有多種心血管藥理作用，它可以擴張冠狀動脈，增加冠脈血流，降低心肌耗氧量。川芎有類似阿司匹林樣作用，但沒有阿司匹林的易引起消化性潰瘍等副作用。。
紅花	紅花具有強心作用，可以降低心肌耗氧量，減小心肌梗塞範圍，抑制血小板聚集，並有一定的血管擴張作用，可以降低外周血管阻力。
葛根	葛根素具有擴張冠狀動脈、降低血壓等藥理作用，是治療冠心病、心絞痛的常用藥物，患者出現背痛或頸項不適時也常配伍應用葛根。
當歸	當歸可對抗心肌缺血，顯著增加冠脈血流量，降低心肌耗氧量，且具有抗心律失常作用。當歸對心臟有抑制作用，並可擴張外周血管，降低血壓。此外，當歸可抗動脈粥樣硬化、降低血脂、抗氧化、清除自由基。當歸所具有的補血和血作用也常在心脾兩虛的冠心病中配伍使用，以補血養心。

中 藥	藥 理 作 用
枳 實	枳實具有一定的強心作用，能增加心腦腎血流量，可增強心肌的收縮力，明顯改善心臟的射血能力，且有較好的利尿作用。可用來治療冠心病等引起的心力衰竭。
赤 芍	赤芍可使心率減慢、心搏出量減少、血壓下降、冠脈血流量增加、抗心肌缺血，並具有抗動脈粥樣硬化、清除自由基、降血糖等作用。
瓜 蔞	瓜蔞具有擴張冠脈、抗心肌缺血、改善微循環、抑制血小板聚集、耐缺氧、抗心律失常等作用，並具有抗衰老作用。

● 冠心病的敷貼療法 ●

下面這幾種敷貼療法對治療冠心病非常有幫助，冠心病患者在採取常規治療的同時，也可以用敷貼療法輔助治療。

敷貼療法一：

【材料】降香、檀香、三七、胡椒各10克，麝香0.1克，冰片0.25克，白酒適量。

【製作方法】將前 6 味藥材研成細末。敷貼前取藥

末 2 克，用白酒調成藥餅，分成 5 份，置於傷濕止痛膏中間，貼敷於膻中穴和雙側內關穴、心俞穴，隔日換藥1次，連用 5 次為 1 個療程。

【功效】適用於冠心病心絞痛患者。

敷貼療法二：

【材料】桃仁、梔子仁各12克，蜂蜜30毫升。

【製作方法】將桃仁、梔子仁一起研成細末，然後用蜂蜜調成糊狀，攤於心前區，右側至胸骨右緣第3～5肋間，左側達心尖搏動處，其範圍約為長 7 公分、寬 5 公分，再用外用消毒紗布覆蓋，並用膠布固定。開始每 3 天換藥 1 次，2 次後 7 天換藥 1 次，6 次為 1 個療程。

【功效】適用於冠心病心絞痛患者。

敷貼療法三：

【材料】檀香、製乳香、製沒藥、鬱金、醋炒元胡各12克，冰片 3 克，麝香0.1克，二甲亞碸適量。

【製作方法】將前 6 味藥一起研成細末，並加入麝香，然後調勻。用適量二甲亞碸調成軟膏，然後置於傷濕止痛膏的中心，貼敷於雙側內關、膻中穴，每天換藥1次。

【功效】適用於冠心病心肌梗塞患者。

專 家 提 示

敷貼療法屬於中藥外治法，簡便實用，特別適合冠心病患者在家治療。

冠心病的按摩療法

按摩對冠心病患者症狀的緩解和消除也有一定的作用。冠心病患者可用下面這幾種按摩方法來進行輔助治療。

1. 壓內關

用一隻手的拇指按住另一前臂內側的內關穴位（內關穴位是指手腕橫紋上兩指處，兩筋之間），輕輕地先向下按，然後做向心性按壓，兩手交替進行。

對心動過速者，手法上可由輕到重，緩緩進行；對心動過緩者，可採用強烈刺激手法。如果心臟跳動正常，則可按住穴位，左右旋轉各10次，再緊壓1分鐘。

2. 按摩胸部

以一隻手掌緊貼胸部由上向下按摩，用兩手交替進行，共按摩32次，按摩時不宜隔衣。

3. 拍心前區

用右手掌或半握拳拍打心前區，拍打64次，拍打輕重以患者能耐受為度。

以上的按摩方法為1個月為一療程，可連續按摩3個月。無論進行哪一種按摩，都要集中精神，不能三心二意，用思想意識引導按摩活動，並盡可能與呼吸相配合。

心 臟 病

（專）（家）（提）（示）

壓內關對減輕胸悶、心前區不適和調整心律均有幫助，按摩胸部和拍心前區對於消除胸悶、胸痛均有一定效果。

治療冠心病的常用藥膳

藥膳是指以日常食品、佐料為主要原料，加入中藥材，經烹飪製作成的特殊菜餚。用來治療冠心病的常用藥膳方有：

1. 當歸墨魚

【材料】鮮墨魚或水發墨魚200克，當歸15克，水發玉蘭片250克，雞骨湯25毫升，植物油、蔥段、薑絲、料酒、鹽、醬油、濕澱粉、味精、麻油各適量。

【製作方法】

(1) 將鮮墨魚去腸雜、沙囊，洗淨，切絲；當歸加200毫升水煎至約50毫升，濾去渣，取汁液浸泡墨魚絲30分鐘，撈出墨魚絲；玉蘭片切絲待用。

(2) 取炒鍋用大火燒熱，加精製植物油30克，燒至七成熱時，下蔥段、薑絲，煸出味，再下墨魚絲、玉蘭片絲，快速拌炒，加料酒、鹽、醬油後再拌炒。

(3) 炒鍋內加入雞骨湯及泡墨魚的汁，燒沸後用濕澱

粉10克勾芡，下味精 1 克，淋少許麻油即成。佐餐食用，每日1～2次。

【功效】有滋陰養血、強志寧神、活血止痛的功效。適用於冠心病、高血壓病、瓣膜性心臟病、心律失常（過早搏動、心動過速）證屬心腎不交者。食之可改善心悸、失眠、頭暈、耳鳴、乏力、遺精、盜汗等症狀。

2. 天麻鯉魚

【材料】天麻30克，川芎10克，鮮鯉魚1尾（約750克），白砂糖 5 克，食鹽 1 克，味精0.5克，胡椒麵0.6克，香油 5 克，濕澱粉10克，蔥、生薑各 6 克，料酒10毫升，清湯、米各適量。

【製作方法】

(1) 將鮮鯉魚去鱗、鰓和內臟，用清水洗乾淨；川芎置搪瓷鍋內，加水約400毫升，煎沸30分鐘後，去渣濃縮至約15毫升；天麻用第二次米泔水泡2～3小時，撈出天麻置米飯上蒸透，切成片待用。

(2) 另取清湯150毫升、白砂糖、食鹽、味精、胡椒麵、香油以及川芎液和濕澱粉，攪勻，作芡汁備用。

(3) 將天麻片放入魚頭和魚腹內，置盆中，然後加入蔥、生薑及料酒、清水適量，上籠蒸30分鐘。

(4) 蒸好後揀去蔥、薑；另取炒勺將配好的芡汁燒開勾芡，澆在鯉魚上即成。

【功效】具有平肝熄風、活血的功效。適用於冠心病、高血壓病，證屬陰虛火旺者。天麻、川芎相配，即為《普濟方》中的天麻丸方，主治偏正頭痛、頭暈欲倒等

心 臟 病

症。現代研究認為：兩藥均有增加冠狀動脈血流量、降壓及改善心腦供血的作用。

3. 蓮子鰻鱺

【材料】鰻鱺500克，蓮子50克，蔥段、薑片各10克，鹽1克，料酒10毫升，味精0.5克，精製豆油5克。

【製作方法】

鰻鱺去腸雜等，洗淨，切成小段（約4公分長），盤圈於盆中。蓮子去皮、心洗淨，放入鰻鱺盆內。在鰻鱺盆中加入清湯200毫升、蔥段、薑片、鹽、料酒、味精、精製豆油，然後置鍋中隔水蒸60分鐘即成。在晚上吃效果最佳。

【功效】具有養心安神健腦、滋腎養肝調脂的功效。用於冠心病、高血脂症、動脈硬化、心臟神經官能症，證屬肝腎陰虛者。鰻鱺又稱白鱔，其肉質細嫩，富含脂肪，為上等食用養殖魚類之一。鰻鱺所含脂肪屬多價不飽和脂肪酸，主要是DHA（二十二碳六烯酸）與EPA（二十碳五烯酸）。DHA與EPA具有調整血脂和抗動脈粥樣硬化的效應，可使血漿膽固醇、甘油三酯、低密度脂蛋白的含量降低，使高密度脂蛋白的含量升高；還具有抗血小板聚集作用，能減少冠心病的發生率和病死率。

4. 蟲草金龜

【材料】金錢龜2000克，冬蟲夏草10克，火腿30克，豬瘦肉120克，雞湯1500毫升，植物油60毫升，蔥、薑、料酒、鹽、味精、胡椒粉各適量。

【製作方法】

(1) 將龜放入盆中，倒入開水將龜燙2～3分鐘，取出後從頸後下刀，揭去硬殼，剁去頭和爪尖，刮去黃皮，用清水洗淨，剁成塊；用開水透撈出，洗淨；將豬瘦肉也用開水汆透撈出；將冬蟲夏草洗淨。

(2) 鍋燒熱，倒入精製植物油60毫升，放薑、蔥略煸（炒）後，倒入龜肉煸炒片刻，入料酒，開後煮 5 分鐘，撈出龜肉，原湯棄掉。

(3) 將龜肉放缽內，把火腿、豬瘦肉、冬蟲夏草放在龜肉的四周，加入雞湯、蔥、薑、料酒、鹽（少許），上蒸籠蒸爛，取出，揀去火腿、豬瘦肉、薑、蔥，加入少量味精、胡椒粉，嘗好鹹淡，即可上桌。

【功效】具有補腎養心、益精生血的功效。用於治療冠心病、心律失常（過早搏動等）。冬蟲夏草營養豐富，具有抗心肌缺血、抗心律失常、降低膽固醇、降壓、促進造血功能、改善腎功能及平喘等藥理作用，其藥用價值極高。由於產量甚少，故而備受人們珍惜。

 專 家 提 示

藥膳一直以來都很受患者的喜愛，其不僅能治病，還是一道美食！

心 臟 病

━━━■ 常用於心臟病治療的按摩手法 ■━━━

治療心臟病時，我們也可以採用按摩的方法，其按摩手法主要包括下面這幾種：

1. 推　法

推法是用手指或手掌在一個部位或一個穴位上向前推動。用大拇指平面推的稱平推，用大拇指側面推的稱側推。還有用指尖或掌或手掌根部推的。

推法作用力較深，範圍大小不太一樣，指推作用範圍較小，而掌推作用範圍較大。

2. 揉　法

揉法是用指面或手掌在某些部位做揉動。揉動時手指或手掌要緊貼按摩處的皮膚，與皮膚間無移動，而使皮下組織被揉動。所以，揉法作用可深達皮下或肌肉等軟組織。

3. 摩　法

摩法是用指面或手掌在皮膚上摩動，摩法不緊貼皮膚，僅在皮膚上摩動，所以作用力很表淺。摩動一般按順時針方向轉動，可單手或雙手操作。

4. 撩　法

法是用手背部著力動，一撩一回。可單手操作，也可兩手操作，作用力較深，作用範圍較廣，常用在肩、背、

腰、大腿等處。

另外，可用木料做成滾軸，自我進行動按摩。

5. 壓 法

壓法是用手掌心或掌根在體表進行按壓。

6. 按 法

按法是用指面或手掌在身體某部或穴位上用力向下按壓。可用一手按或兩手疊加在一起按，按法作用較深。

7. 拿 法

拿法是用兩指或數指拿住肌肉和軟組織，並稍用力提拿。常用於肌肉較多處或穴位上。又有從拿法衍化的一些方法，如彈筋法，是用拇、食二指拿住某條肌肉或肌腱，向一側拉開，然後使其在兩指間滑脫，如彈牛皮筋樣，使患者產生強烈的酸脹反應。

又如扯法，用拇、食二指拿住一塊皮膚和皮下組織，輕輕提起，並拉向一側，然後使其在兩指間滑脫，也造成較強的刺激，扯到皮膚發紅為度。

8. 掐 法

掐法是用拇指、中指或食指在穴位上做深入的下掐，使患者有強烈的酸脹反應。這是用指頭代替針灸的針，所以又叫指針法。另有一種掐法是用一手或兩手的拇指端做一排排輕巧而密集的排壓，稱指切法，對受損傷腫脹的軟組織，能起到消腫止痛作用。

9. 點　法

點法是用手指的指峰或屈曲的近端指關節，或肘部尺骨鷹嘴突部按壓或點擊體表。多作用於穴位及壓痛點。

10. 振　法

振法是用手指或手掌按緊一個部位或穴位，然後將施術手的肌肉都緊張起來，使其發生振動。可用手掌振動來放鬆肌肉緊張或痙攣，在穴位上手指振動可增強刺激。

11. 拍　法

拍法是用手握空拳，以虛掌有節奏地拍打治療部位，適用於肩背及四肢部。

專　家　提　示

按摩又稱「推拿」，對於心臟病患者來說，按摩不僅能令身心得到放鬆，而且還會使病情有所好轉。

■ 適合於心律失常的按摩方法 ■

下面這幾種按摩方法有助於治療心律失常。

按摩方法一

◎按內關：用一隻手的拇指按壓另一側的內關穴，持

續3分鐘。按壓時，有較強的酸麻脹感，即是按壓住了穴位。

◎**捶前胸**：用拳頭的拳面自我捶擊心前區（左胸部）15拳，用力不要太大，以能忍受為度。

◎**按壓胸前**：患者仰臥或坐在靠背椅上，兩手相疊放在心前區，按壓、放鬆交替進行10～20次。

◎**咳嗽**：自己用力，有節律地咳嗽。

按摩方法二

◎患者俯臥，家人站立其旁，用雙手手掌在上背部做3～5遍揉法。

◎用雙手拇指沿脊柱兩側由第1～第7胸椎做3～5遍按壓法，取穴身柱、心俞、神堂穴各1分鐘。

◎患者仰臥，醫者用雙手手掌由胸部向上經前臂做3遍推法，取膻中、巨闕、郄門、內關穴各1分鐘。

◎室上性心動過速急性發作時，按壓頸動脈竇10～20秒鐘。一般先按壓右側，無效時再試按壓左側，還可用拇指自大陵經勞宮至中指指根，每側做5次推按法，點內關穴1～2分鐘，力量向手指方向。

按摩方法三

心律失常除器質性外，大部分屬於功能性的，自我按摩對功能性心律失常有消減和調整作用。

◎**按穴位**：取心俞、厥陰俞、神道、至陽、內關、三陰交。俯臥位，先由家人在背部按摩心俞、厥陰俞、神道、至陽等穴。每穴按摩1分鐘，然後患者自己分別在上

心 臟 病

肢內關穴、下肢三陰交穴按揉1～2分鐘。

◎**揉膻中**：仰臥位，放鬆全身，均勻呼吸。將右手的食指、中指、無名指三指併攏，輕輕揉摩兩乳間的膻中穴處，力量可由輕漸重，使胸部感覺舒暢為度。

◎**揉摩左胸**：仰臥位，將右手掌放在左胸部的心前區，按順時針方向揉摩2～3分鐘，使心前區有熱的感覺為宜，順勢可用中指指峰按揉中府、乳根穴各5分鐘。

◎**按摩腹部**：仰臥位，放鬆腹肌，均勻呼吸，兩腿屈膝與肩齊寬分開。將左手掌放在右側的下腹部，用掌根在腹部按順時針方向做2～3次按摩，按摩時先朝右肋，然後橫過腹部朝左肋。接著從左朝下腹部，適當用力做2～3次按摩，最後把手掌按於心窩處。

◎**拿極泉**：取仰臥位或端坐位。用一側的拇指、食指捏拿對側腋窩下的大筋（相當極泉穴處）3～5次，使麻的感覺向手指發散，然後再拿對側肩井穴3～5次。

專 家 提 示

心律失常不會無緣無故地發生，所以不要忽視心律失常給患者帶來的危害。

◆ 刮痧療法治療心絞痛 ◆

刮痧療法是用光滑的硬器具在人體特定部位進行反覆

的刮、擠、捏、刺等物理刺激，造成皮膚表面瘀血或點狀出血，由刺激體表脈絡，以改善人體血液的流通狀況。刮痧器具包括刮痧板、瓷湯匙、小酒杯等。

刮痧療法治療心絞痛的部位選擇：

(1) **頭部**：額中帶、右額旁。

(2) **背部**：督脈（大椎至至陽）、膀胱經（雙側厥陰俞至心俞、神堂）。

(3) **胸部**：任脈（天突至膻中、巨闕）。

(4) **上肢**：心包經（雙側郄門至間使、內關）。

(5) **下肢**：腎經（雙側太谿、三陰交），胃經（足三里）。

 **專 家 提 示**

心絞痛發作時可重點刮至陽、雙側心俞、膻中、雙側內關。

刮痧療法治療冠心病八注意

（1）充分暴露刮痧部位，並清洗乾淨，有條件的應進行常規消毒後再做刮痧治療。

（2）刮痧器具應消毒，防止交叉感染。

（3）饑餓、飽餐、熬夜及精神緊張者不宜刮痧。

（4）刮痧時應取舒適體位，手法要求用力均勻、適

中，由輕漸重，不可忽輕忽重，以患者能耐受為度。

(5)刮痧應順一個方向刮，不可來回刮，至皮下出現紫紅色或紫黑色痧點時即可。

(6)若患者出現頭暈、噁心、出冷汗、面色蒼白等暈刮症狀，應停止刮痧，讓患者平臥休息即可好轉。

(7)刮痧後應休息一會兒，適量飲用溫開水，禁食生、冷、油膩食物。

(8)每次刮痧以20～25分鐘為宜，每一部位刮20次左右，5～7日後可再刮第2次，連續7～10次為1個療程，每個療程之間應隔10日，一般以刮2個療程為宜。

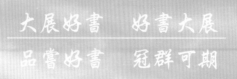

大展好書　好書大展
品嘗好書　冠群可期

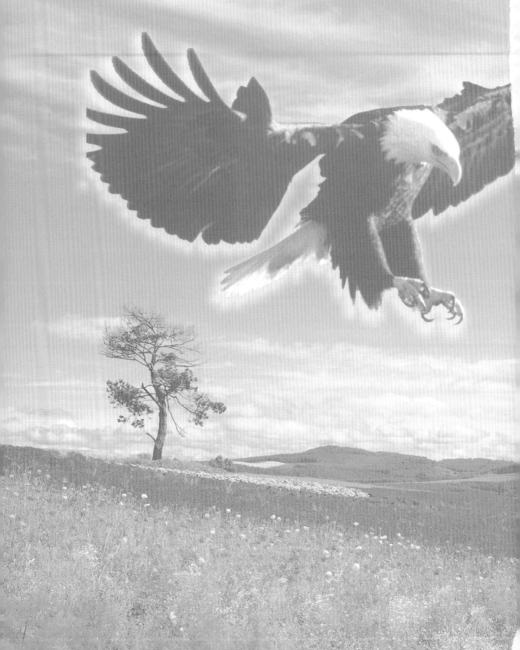

大展好書　好書大展

品嘗好書　冠群可期